エネルギーを下げる料理テク大公開！

カロリーダウンのコツ早わかり

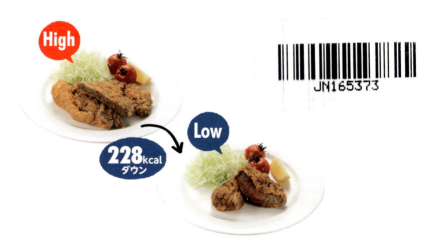

女子栄養大学出版部

目次

- 目次 …………………………………… 2
- 料理別カロリーダウンのコツ一覧 …… 4
- バランスのよい食事のとり方 ………… 8
- この本の見方 …………………………… 10

食材を変える　11

- 牛肉 …………………………………… 12
- 豚肉 …………………………………… 14
- 鶏肉 …………………………………… 16
- 魚介類 ………………………………… 18
- ひき肉 ………………………………… 20
- 肉のエネルギーと脂質 ……………… 21
- 魚介類のエネルギーと脂質 ………… 21
- ビーフカツ …………………………… 22
- ビーフカレー ………………………… 23
- 青椒肉絲(チンジャオロースー) ……… 24
- 肉じゃが ……………………………… 25
- すき焼き ……………………………… 26
- しゃぶしゃぶ ………………………… 27
- 牛丼 …………………………………… 28
- 豚カツ ………………………………… 29
- 豚肉のしょうが焼き ………………… 30
- チキンカツ …………………………… 31
- 鶏肉のから揚げ ……………………… 32
- チキンカレー ………………………… 33
- 鶏肉のクリーム煮 …………………… 34
- 親子丼 ………………………………… 35
- 魚介類の刺し身 ……………………… 36
- 魚の塩焼き …………………………… 38
- 魚の西京焼き ………………………… 39
- 魚の照り焼き ………………………… 40
- 魚の煮つけ …………………………… 41
- 魚のムニエル ………………………… 42
- 魚のフライ …………………………… 43
- 魚の南蛮漬け ………………………… 44
- つくねの煮物 ………………………… 45
- ハンバーグ …………………………… 46
- メンチカツ …………………………… 47
- ツナサンド …………………………… 48
- ハムサンド …………………………… 49
- かぼちゃのポタージュ ……………… 50

調理法を変える　51

- 調理法別　肉料理のエネルギー比較 … 52
- 調理法別　魚料理のエネルギー比較 … 54
- 調理法別　揚げ物のエネルギー比較 … 56
- 調理法別　いため物のエネルギー比較 … 58
- 牛肉の七味焼き ……………………… 60
- 肉団子のあんかけ …………………… 61
- ソーセージ …………………………… 62
- 豚肉の角煮 …………………………… 63
- ベーコンエッグ ……………………… 64
- ミートサンド ………………………… 65
- スパゲティ ミートソース …………… 66
- 五目ラーメン ………………………… 67
- ビーフシチュー ……………………… 68
- ステーキ ……………………………… 69
- 酢豚 …………………………………… 70

味つけを変える　71

- 白身魚の煮つけ ……………………… 72
- 青背魚の煮つけ ……………………… 73
- 里芋の煮物 …………………………… 74
- さつま芋の煮物 ……………………… 75
- きのこのバターいため ……………… 76
- しらたきと牛肉のいため煮 ………… 77
- わかめサラダ ………………………… 78
- ひじきのいり煮 ……………………… 79
- かぼちゃの煮物 ……………………… 80
- なすの揚げ煮 ………………………… 81
- きんぴらごぼう ……………………… 82
- 切り干し大根の煮物 ………………… 83
- ポテトサラダ ………………………… 84
- 卵サンド ……………………………… 86

組み合わせを選ぶ　87

- ごはんの量、エネルギーを知る …… 88
- めんの量、エネルギーを知る ……… 90
- パンの量、エネルギーを知る ……… 92
- 食パンに塗るものいろいろ ………… 94

チャーハン	96
おでん	97
サラダ	98
肉料理のつけ合わせ	100
なべ焼きうどん	102

エネルギーを下げる 調理のコツ　103

- 同じ重量でも材料の表面積が小さいほど
  エネルギーが下がる ……104
  - ●アジのから揚げの場合 ……104
  - ●イカフライの場合 ……105
  - ●豚カツの場合 ……106
  - ●チキンカツの場合 ……107
  - ●じゃが芋の素揚げの場合 ……108

- まぶした小麦粉が少ないほど
  エネルギーが下がる ……109
  - ●鶏肉のから揚げの場合 ……109

- 揚げ物の衣と中身のエネルギー比較 ……110
  - ●イカフライの場合 ……110
  - ●青じその天ぷらの場合 ……111

- 天ぷらの衣が薄いほど
  エネルギーが下がる ……112
  - ●エビの天ぷらの場合 ……112
  - ●ごぼうとにんじんのかき揚げの場合 ……113

- 天ぷらの衣の濃さによる吸油量の違い ……114
  - ●エビの天ぷらの場合 ……114

- フライの衣が薄いほどエネルギーが下がる ……116
  - ●エビのフライの場合 ……116
  - ●タラのフライの場合 ……117

- パン粉の種類による吸油量の違い ……118
  - ●タラのフライの場合 ……118

- 揚げ油の量の違いによる吸油量の違い ……120
  - ●豚カツの場合 ……120
  - ●鶏肉のから揚げの場合 ……121

サケのムニエル	122
カキフライ	123
天ぷらそば	124

満足感のある 料理にするコツ　125

- 牛肉料理 ……126
  - ●しゃぶしゃぶの中国風あえ物 ……126
  - ●ブロシェット ……126
  - ●ビーフサラダ ……127
  - ●肉野菜いため ……127

- 豚肉料理 ……128
  - ●豚肉と大根の煮物 ……128
  - ●酢みそかけ ……128
  - ●ポトフ ……129
  - ●豚肉と野菜のせん切りいため ……129

- 鶏肉料理 ……130
  - ●酒蒸し ……130
  - ●ホイル焼き ……130
  - ●黄身酢かけ ……131
  - ●治部煮 ……131

- 魚介料理 ……132
  - ●中国風刺し身 ……132
  - ●タイのあら煮 ……132
  - ●エビのとうがらしいため ……133
  - ●アジの野菜あんかけ ……133

- 野菜料理 ……134
  - ●野菜のお浸しいろいろ ……134
  （白菜・小松菜・もやし・ほうれん草・
  キャベツ・さやいんげん・春菊・なす）

栄養価一覧 ……136

料理別カロリーダウンのコツ一覧

牛肉料理

食材を変える

ビーフカツ …… 22
　牛リブロース肉を牛もも肉（皮下脂肪なし）にする

ビーフカレー …… 23
　牛肩ロース肉を牛もも肉（皮下脂肪なし）にする

青椒肉絲（チンジャオロースー）…… 24
　牛バラ肉を牛もも肉（皮下脂肪なし）にする

肉じゃが …… 25
　牛バラ肉を牛もも肉（皮下脂肪なし）にする

すき焼き …… 26
　牛リブロース肉を牛もも肉（皮下脂肪なし）にする

しゃぶしゃぶ …… 27
　牛リブロース肉を牛もも肉（皮下脂肪なし）にする

調理法を変える

牛肉の七味焼き …… 60
　フライパンで焼かずに網焼きにする

食材と調理法を変える

ビーフシチュー …… 68
　牛リブロース肉を牛もも肉（皮下脂肪なし）にし、鉄のフライパンではなく、フッ素樹脂加工のフライパンでソテーする

ステーキ …… 69
　牛サーロイン肉を牛もも肉（皮下脂肪なし）にし、フライパンでソテーせずに網焼きにする

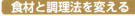

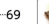

豚肉料理

食材を変える

豚カツ …… 29
　豚ロース肉を牛ヒレ肉にする

豚肉のしょうが焼き …… 30
　豚ロース肉を豚もも肉（皮下脂肪なし）にする

調理法を変える

豚肉の角煮 …… 63
　豚肉を下ゆでする

食材と調理法を変える

酢豚 …… 70
　豚ロース肉を豚もも肉（皮下脂肪なし）にし、肉は揚げずにいためる

鶏肉料理

食材を変える
チキンカツ ……………………………… 31
　鶏胸肉の皮を除く
鶏肉のから揚げ ………………………… 32
　鶏もも肉の皮を除く
チキンカレー …………………………… 33
　鶏胸肉の皮を除く
鶏肉のクリーム煮 ……………………… 34
　鶏もも肉の皮を除き、牛乳をスキムミルクにする

魚介類・魚介加工品の料理

食材を変える
魚介類の刺し身 ………………………… 36
　それぞれの刺し身のエネルギーを知る
魚の塩焼き ……………………………… 38
　イワシをアジにする
魚の西京焼き …………………………… 39
　サワラをアマダイにする
魚の照り焼き …………………………… 40
　ブリを生ダラにする
魚の煮つけ ……………………………… 41
　ギンダラを子持ちガレイにする
魚のムニエル …………………………… 42
　サバを舌ビラメにする
魚のフライ ……………………………… 43
　イワシを生ダラにする
魚の南蛮漬け …………………………… 44
　イワシをワカサギにする

味つけを変える
白身魚の煮つけ ………………………… 72
　濃い味つけをうす味にしてレモンをプラスする
青背魚の煮つけ ………………………… 73
　濃い味つけをうす味にしてしょうがをプラスする

組み合わせを選ぶ
おでん …………………………………… 97
　揚げたたねより、揚げていないたねを選ぶ

エネルギーを下げる調理のコツを使う
サケのムニエル ………………………… 122
　まぶした小麦粉をよく払い落とす
カキフライ ……………………………… 123
　フライの衣を薄くつける

ひき肉・肉加工品の料理

食材を変える

つくねの煮物 ……… 45
普通の豚ひき肉を赤身の豚ひき肉にする

ハンバーグ ……… 46
普通の合いびき肉を赤身の合いびき肉にする

メンチカツ ……… 47
普通の合いびき肉を赤身の合いびき肉にする

調理法を変える

肉団子のあんかけ ……… 61
肉団子は揚げずに蒸す

ソーセージ ……… 62
ソテーせずにゆでる

ベーコンエッグ ……… 64
ベーコンをカリカリにいためる

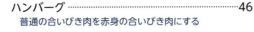

野菜料理

食材を変える

かぼちゃのポタージュ ……… 50
仕上げの生クリームを牛乳にする

味つけを変える

里芋の煮物 ……… 74
甘辛味をうす味にしてゆずをプラスする

さつま芋の煮物 ……… 75
甘煮をオレンジ煮にする

きのこのバターいため ……… 76
バターでいためず、ワイン蒸しにする

しらたきと牛肉のいため煮 ……… 77
牛肉とのいため煮にせず、タラコあえにする

わかめサラダ ……… 78
マヨネーズをみそマヨネーズにする

ひじきのいり煮 ……… 79
ひじきを煮る前にいためず、そのまま煮る

かぼちゃの煮物 ……… 80
砂糖を使わずに煮る

なすの揚げ煮 ……… 81
甘辛味をしょうゆを減らして砂糖をみりんに変えてさっぱり味にする

きんぴらごぼう ……… 82
濃い味をしょうゆを減らして砂糖をみりんに変えてうす味にする

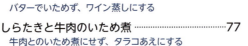

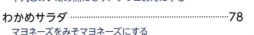

切り干し大根の煮物 ……………………… 83
　濃い味をしょうゆを減らして砂糖をみりんに変えて
　うす味にする

ポテトサラダ ……………………………… 84
　味つけやドレッシンを変える

組み合わせを選ぶ
サラダ ……………………………………… 98
　具やドレッシングを選ぶ

肉料理のつけ合わせ …………………… 100
　野菜やじゃが芋のつけ合わせを選ぶ

ごはん、めん、パン料理

食材を変える
牛丼 ………………………………………… 28
　牛バラ肉を牛もも肉（皮下脂肪なし）にする

親子丼 ……………………………………… 35
　鶏胸肉の皮を除く

ツナサンド ………………………………… 48
　ツナ油漬けをツナ水煮にする

ハムサンド ………………………………… 49
　ロースハムをボンレスハムにする

調理法を変える
ミートサンド ……………………………… 65
　具のビーフカツを焼肉にする

スパゲティ ミートソース ………………… 66
　パスタはいためずにゆでたてをそのまま盛る

五目ラーメン ……………………………… 67
　具はいためずにゆでる

味つけを変える
卵サンド …………………………………… 86
　卵にマヨネーズを使わない

組み合わせを選ぶ
チャーハン ………………………………… 96
　具だくさんにする

なべ焼きうどん ………………………… 102
　エビの天ぷらを鶏肉の照り焼きにする

エネルギーを下げる調理のコツを使う
天ぷらそば ……………………………… 124
　エビの天ぷらの衣を薄くつける

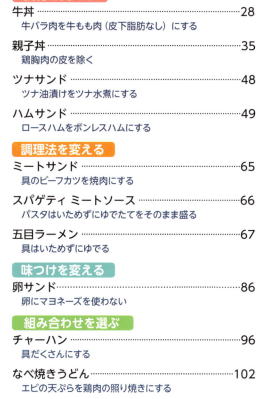

バランスのよい食事のとり方

主食、主菜、副菜、汁物 をそろえる

栄養バランスのとれた献立にするには、1食の献立に、主食、主菜、副菜、汁物、そのほか（乳・乳製品、果物、嗜好飲料）をそろえるのが基本です。ただし、毎食5品すべてをそろえなくても、「主食、主菜、副菜」を基本に、一日に必要なエネルギー量（9ページ表参照）が、まかなえる範囲で組み合わせましょう。

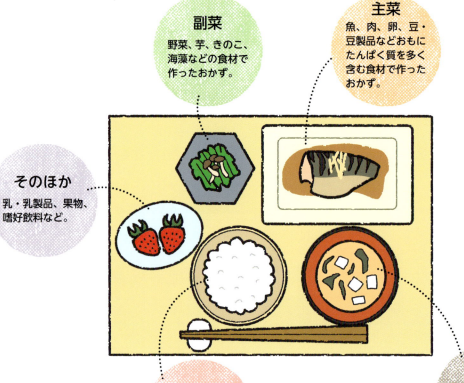

副菜
野菜、芋、きのこ、海藻などの食材で作ったおかず。

主菜
魚、肉、卵、豆・豆製品などおもにたんぱく質を多く含む食材で作ったおかず。

そのほか
乳・乳製品、果物、嗜好飲料など。

主食
ごはん、パン、めんなど炭水化物を主とする穀物。

汁物
野菜、芋、きのこ、海藻などの食材で作った汁のおかず。

一日の食事のバランスのとり方

一日に必要なエネルギー量を表に示します。一日の中で食事ごとにバランスよく配分しましょう。

● 年齢別・性別・身体活動レベル別
一日の推定エネルギー必要量

参考／「日本人の食事摂取基準（2015年版）」より（抜粋）

身体活動レベルⅠ（低い）

年齢／性	男	女
6～7歳	1350 kcal	1250 kcal
8～9歳	1600 kcal	1500 kcal
10～11歳	1950 kcal	1850 kcal
12～14歳	2300 kcal	2150 kcal
15～17歳	2500 kcal	2050 kcal
18～29歳	2300 kcal	1650 kcal
30～49歳	2300 kcal	1750 kcal
50～69歳	2100 kcal	1650 kcal
70歳以上	1850 kcal	1500 kcal

身体活動レベルⅡ（ふつう）

年齢／性	男	女
1～2歳	950 kcal	900 kcal
3～5歳	1300 kcal	1250 kcal
6～7歳	1550 kcal	1450 kcal
8～9歳	1850 kcal	1700 kcal
10～11歳	2250 kcal	2100 kcal
12～14歳	2600 kcal	2400 kcal
15～17歳	2850 kcal	2300 kcal
18～29歳	2650 kcal	1950 kcal
30～49歳	2650 kcal	2000 kcal
50～69歳	2450 kcal	1900 kcal
70歳以上	2200 kcal	1750 kcal

朝食：昼食：夕食：間食 の配分は
＝ 1：1.5：1.5：0.5

あるいは
＝ 25％：35％：35％：5％

例えば、一日の摂取エネルギーが1800kcalの場合、
朝食 400kcal、昼食 600kcal、夕食 600kcal、間食 200kcal、
または、
朝食 450kcal、昼食 630kcal、夕食 630kcal、間食 90kcal
が配分の目安になります。

この本の見方

- 料理の栄養価（エネルギー、塩分）は、すべて1人分です。
- 塩分は、食塩相当量のことです。
- 特に記載がない限り、牛肉は国産牛肉（乳用肥育牛肉）、豚肉は大型種肉、鶏肉は若鶏肉の数値です。
- 吸油量と吸油率とは……。

吸油量＝
（揚げたあとの脂質量）－（揚げる前の材料の脂質量）

吸油率＝
揚げる前の主材料（衣などは含まない）に対する吸油量の割合

- エネルギーの合計の多少の相違は、端数処理によるものです。

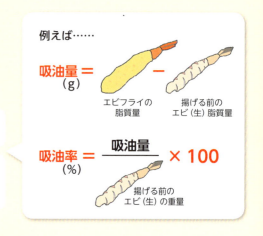

材料や調味料はきちんと計る

　エネルギーをコントロールするためには、料理をするのにも栄養価計算をするのにも食品の計量は欠かせません。食材は、はかり（クッキングスケールなど）できちんと計りましょう。また、調味料もはかりで計ると確実ですが、計量カップ・スプーンを使う方法もあります。ただし、同じ容量でも食品によって重量が違うので、注意しましょう。右記の表を参考にしてください。

標準計量カップ・スプーン

食品名	小さじ (5mℓ)	大さじ (15mℓ)	カップ (200mℓ)
水・だし	5 g	15 g	200 g
酢・酒・ワイン	5 g	15 g	
しょうゆ	6 g	18 g	
みりん	6 g	18 g	
みそ	6 g	18 g	
食塩・精製塩	6 g	18 g	
あら塩（並塩）	5 g	15 g	
砂糖（上白糖）	3 g	9 g	
小麦粉（薄力粉）	3 g	9 g	
かたくり粉	3 g	9 g	
牛乳	5 g	15 g	
生クリーム	5 g	15 g	
スキムミルク	2 g	6 g	
ウスターソース	6 g	18 g	
中濃ソース	7 g	21 g	
豚カツソース	6 g	18 g	
トマトケチャップ・トマトピュレ	6 g	18 g	
ポン酢しょうゆ	6 g	18 g	
マヨネーズ	4 g	12 g	
ドレッシング類	5 g	15 g	
和風ドレッシング	6 g	18 g	
タルタルソース	5 g	15 g	
ごま	2 g	6 g	
はちみつ・メープルシロップ	7 g	21 g	
ジャム	7 g	21 g	
乾燥パン粉・生パン粉	1 g	3 g	
サラダ油	4 g	12 g	
バター・マーガリン	4 g	12 g	
練りがらし・マスタード	5 g	15 g	

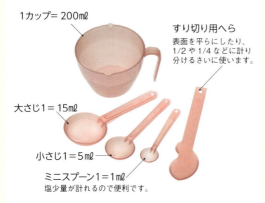

※上記の計量カップ・スプーンは、女子栄養大学代理部・サムシング（TEL03-3949-9371）でとり扱っています。

- 本書では、材料の計量は標準計量カップ・スプーンを用いました。
- 本書では、小さじ1＝6gの塩を使用しました。
- 固形ブイヨン1個＝4gを使用しました。
- 2017年1月改訂の値を用いました。

食材を変える

　エネルギーを下げるには、食品の量を減らす方法が一番簡単です。ですが、そうすると満足感が得られなかったり、必要な栄養素をとれなくなったりする場合もあります。それを避けるには、低エネルギーの食品を選ぶことです。肉類は部位によって大幅にエネルギーが違いますし、魚介類は種類によってエネルギーが違います。じょうずな食品選びがエネルギーを下げるための第一歩です。

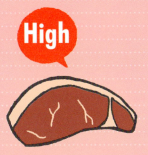
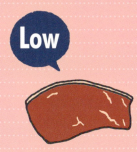

牛肉

牛肉は、種類や部位によってエネルギーが大幅に違います。脂質の量が多い部位ほどエネルギーが高くなります。

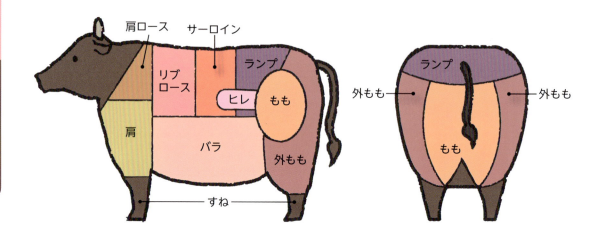

牛肉※（100g）の部位別エネルギーランキング

※国産牛肉（乳用肥育牛肉）

Low ① もも（皮下脂肪なし）	181 kcal	⑧ サーロイン（皮下脂肪なし）	270 kcal
② ヒレ	195 kcal	⑨ 肩ロース（皮下脂肪なし）	308 kcal
③ もも	209 kcal	⑩ 肩ロース	318 kcal
④ ランプ（皮下脂肪なし）	216 kcal	⑪ サーロイン	334 kcal
⑤ 肩（皮下脂肪なし）	217 kcal	⑫ リブロース（皮下脂肪なし）	378 kcal
⑥ ランプ	248 kcal	⑬ リブロース	409 kcal
⑦ 肩	257 kcal	High ⑭ バラ	426 kcal

牛肉のエネルギーを下げたい場合は、脂身（皮下脂肪）を切り除くとよいでしょう。

牛リブロース肉

牛リブロース肉（脂身つき）100gから脂身をとり除くと

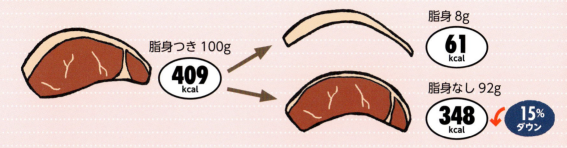

牛もも肉

牛もも肉（脂身つき）100gから脂身をとり除くと

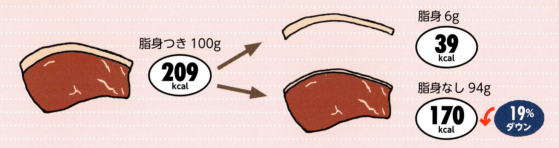

Point! 牛肉の種類別エネルギー比較

同じ部位でも、牛肉の種類によってもエネルギーが大幅に違います。
品種や飼料や育て方の違いで肉質が変わるためです。
これらの牛肉も脂質の量が多いほどエネルギーが高くなります。

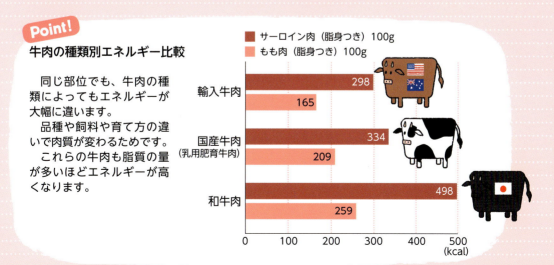

食材を変える　牛肉

豚肉

豚肉は、種類や部位によってエネルギーが大幅に違います。
脂質の量が多い部位ほどエネルギーが高くなります。

食材を変える　豚肉

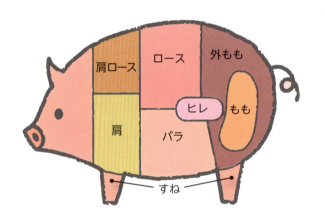
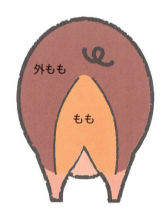

豚肉※（100g）の部位別エネルギーランキング

※大型種肉

Low ① ヒレ	130 kcal	
② もも（皮下脂肪なし）	148 kcal	
③ 肩（皮下脂肪なし）	171 kcal	
④ もも	183 kcal	
⑤ 外もも（皮下脂肪なし）	187 kcal	
⑥ ロース（皮下脂肪なし）	202 kcal	
⑦ 肩	216 kcal	
⑧ 肩ロース（皮下脂肪なし）	226 kcal	
⑨ 外もも	235 kcal	
⑩ 肩ロース	253 kcal	
⑪ ロース	263 kcal	
High ⑫ バラ	395 kcal	

豚肉のエネルギーを下げたい場合は、脂身（皮下脂肪）を切り除くとよいでしょう。皮下脂肪が多い肉ほど、エネルギーが大幅にダウンします。

豚ロース肉

豚ロース肉（脂身つき）100gから脂身をとり除くと

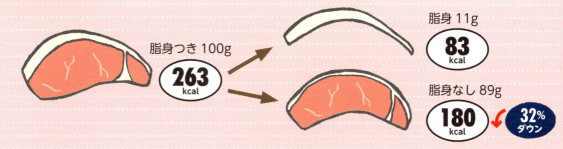

豚もも肉

豚もも肉（脂身つき）100gから脂身をとり除くと

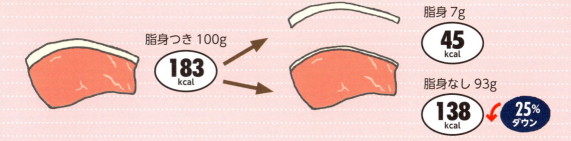

Point! 豚肉の種類別エネルギー比較

　同じ部位でも、豚肉の種類によってもエネルギーが大幅に違います。
　品種や飼料や育て方の違いで肉質が変わるためです。
　これらの豚肉も脂質の量が多いほどエネルギーが高くなります。

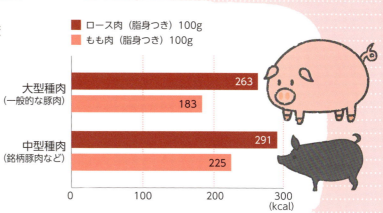

食材を変える　豚肉

鶏肉

鶏肉は、種類や部位によってエネルギーが大幅に違います。脂質の量が多い部位ほどエネルギーが高くなります。

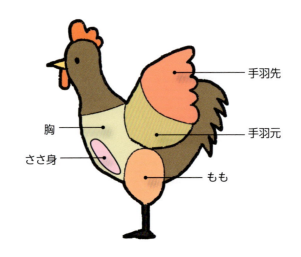

鶏肉※（100g）の部位別エネルギーランキング

※若鶏肉

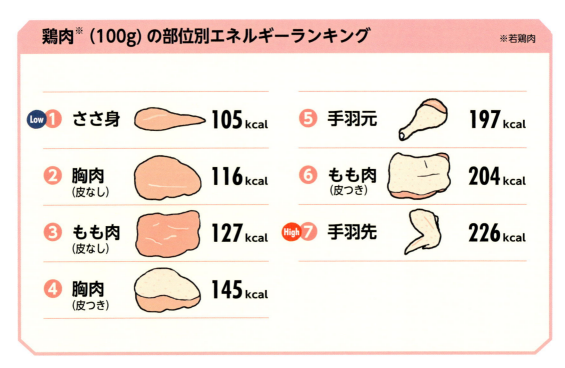

- Low 1 ささ身 105 kcal
- 2 胸肉（皮なし） 116 kcal
- 3 もも肉（皮なし） 127 kcal
- 4 胸肉（皮つき） 145 kcal
- 5 手羽元 197 kcal
- 6 もも肉（皮つき） 204 kcal
- High 7 手羽先 226 kcal

鶏肉のエネルギーを下げたい場合は、皮（皮下脂肪含む）をとり除くとよいでしょう。

食材を変える

鶏肉

鶏胸肉
鶏胸肉（皮つき）1枚 280g から皮をとり除くと

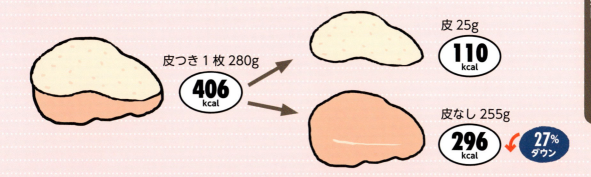

鶏もも肉
鶏もも肉（皮つき）1枚 280g から皮をとり除くと

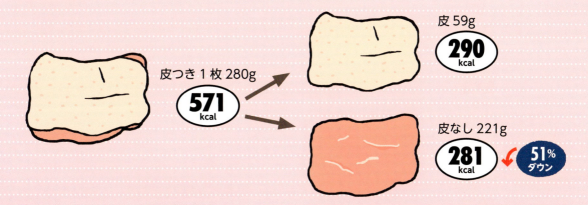

魚介類

魚介類は、青背魚や脂ののった魚はエネルギーが高く、白身魚はエネルギーが低いという傾向にあります。
エネルギーを下げるにはエネルギーが低く良質のたんぱく質を豊富に含む白身魚がおすすめです。
とはいえ、青背魚などの魚の脂にはDHAやEPAなど不飽和脂肪酸が豊富ですので、エネルギーが高いといえども積極的に食べたい食材です。食べる量を調整したり、低エネルギーの料理を組み合わせたりしてくふうしましょう。
一般的によく食べられている魚介類を抜粋し、エネルギー別にグループ分けし、ランキングしました。

Low エネルギー低めの魚介類ランキング　100gあたりのエネルギー

① アサリ	30 kcal	⑦ ホタテ貝柱	88 kcal
② カキ	60 kcal	⑧ バナメイエビ	91 kcal
③ ワカサギ・タラ	77 kcal	⑨ カレイ・タイショウエビ	95 kcal
④ キス	80 kcal	⑩ シタビラメ	96 kcal
⑤ ブラックタイガー（エビ）	82 kcal	⑪ タコ（ゆで）	99 kcal
⑥ スルメイカ	83 kcal		

エネルギーほどほどの魚介類ランキング 100gあたりのエネルギー

① メバル　109 kcal
② アマダイ　113 kcal
③ カツオ（春獲り）　114 kcal
④ スズキ　123 kcal
⑤ マグロ（赤身）　125 kcal
⑥ アジ　126 kcal
⑦ ヒラメ　126 kcal
⑧ サケ　133 kcal
⑨ タイ　142 kcal
⑩ 子持ちガレイ　143 kcal
⑪ カマス　148 kcal
⑫ アユ　152 kcal

High エネルギー高めの魚介類ランキング 100gあたりのエネルギー

① メカジキ　153 kcal
② キンメダイ　160 kcal
③ カツオ（秋獲り）　165 kcal
④ イワシ　169 kcal
⑤ サワラ　177 kcal
⑥ ギンダラ　232 kcal
⑦ サーモン　237 kcal
⑧ サバ　247 kcal
⑨ ハマチ　251 kcal
⑩ ブリ　257 kcal
⑪ サンマ　297 kcal
⑫ マグロ（トロ）　344 kcal

ひき肉

食材を変える / ひき肉

ひき肉は、種類によってエネルギーが大幅に違います。普通のひき肉は脂肪が多く、エネルギーが高い食材ですが、赤身（皮下脂肪を除いたもも肉など）をひき肉にしたものは脂質が少ないので、普通のひき肉に比べてエネルギーが低くなります。

ひき肉（100g）の種類別エネルギーランキング

①	鶏胸ひき肉	145 kcal
②	豚赤身ひき肉	148 kcal
③	赤身合いびき肉（牛50g+豚50g）	165 kcal
③	牛赤身ひき肉	181 kcal
⑤	鶏ひき肉	186 kcal
⑥	鶏ももひき肉	204 kcal
⑦	豚ひき肉	236 kcal
⑧	合いびき肉（牛50g+豚50g）	254 kcal
⑨	牛ひき肉	272 kcal

Point!
赤身の合いびき肉が見つからない場合は、牛肉と豚肉それぞれの赤身のひき肉を買ってブレンドするとよいでしょう。

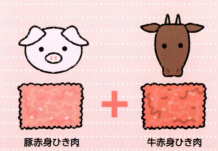

豚赤身ひき肉 ＋ 牛赤身ひき肉

肉のエネルギーと脂質

肉は、種類や部位によってエネルギーが大幅に違います。脂質の量が多い部位ほどエネルギーが高くなります。

牛肉[※1]（100g）の部位別エネルギーと脂質量 [※1] 国産牛肉（乳用肥育牛肉）

部位	エネルギー	脂質
もも（皮下脂肪なし）	181 kcal	9.9 g
ヒレ	195 kcal	11.2 g
もも	209 kcal	13.3 g
ランプ（皮下脂肪なし）	216 kcal	13.9 g
肩（皮下脂肪なし）	217 kcal	14.9 g
ランプ	248 kcal	17.8 g
肩	257 kcal	19.6 g
サーロイン（皮下脂肪なし）	270 kcal	20.2 g
肩ロース（皮下脂肪なし）	308 kcal	25.2 g
肩ロース	318 kcal	26.4 g
サーロイン	334 kcal	27.9 g
リブロース（皮下脂肪なし）	378 kcal	33.4 g
リブロース	409 kcal	37.1 g
バラ	426 kcal	39.4 g

牛肉[※1]（100g）の種類別エネルギーと脂質量

	サーロイン肉（脂身つき）		もも肉（脂身つき）	
	エネルギー	脂質	エネルギー	脂質
輸入牛肉	298 kcal	23.7 g	165 kcal	8.6 g
国産牛肉（乳用肥育牛肉）	334 kcal	27.9 g	209 kcal	13.3 g
和牛肉	498 kcal	47.5 g	259 kcal	18.7 g

豚肉[※2]（100g）の部位別エネルギーと脂質量 [※2] 大型種肉

部位	エネルギー	脂質
ヒレ	130 kcal	3.7 g
もも（皮下脂肪なし）	148 kcal	6.0 g
肩（皮下脂肪なし）	171 kcal	9.3 g
もも	183 kcal	10.2 g
外もも（皮下脂肪なし）	187 kcal	10.7 g
ロース（皮下脂肪なし）	202 kcal	11.9 g
肩	216 kcal	14.6 g
肩ロース（皮下脂肪なし）	226 kcal	16.0 g
外もも	235 kcal	16.5 g
肩ロース	253 kcal	19.2 g
ロース	263 kcal	19.2 g
バラ	395 kcal	35.4 g

豚肉[※2]（100g）の種類別エネルギーと脂質量

	ロース肉（脂身つき）		もも肉（脂身つき）	
	エネルギー	脂質	エネルギー	脂質
大型種肉（一般的な豚肉）	263 kcal	19.2 g	183 kcal	10.2 g
中型種肉（銘柄豚肉など）	291 kcal	22.6 g	225 kcal	15.1 g

鶏肉[※3]（100g）の部位別エネルギーと脂質量 [※3] 若鶏肉

部位	エネルギー	脂質
ささ身	105 kcal	0.8 g
胸肉（皮なし）	116 kcal	1.9 g
もも肉（皮なし）	127 kcal	5.0 g
胸肉（皮つき）	145 kcal	5.9 g
手羽元	197 kcal	12.8 g
もも肉（皮つき）	204 kcal	14.2 g
手羽先	226 kcal	16.2 g

ひき肉（100g）の部位別エネルギーと脂質量

部位	エネルギー	脂質
鶏胸ひき肉	145 kcal	5.9 g
豚赤身ひき肉	148 kcal	6.0 g
赤身合いびき肉（牛50g＋豚50g）	165 kcal	8.0 g
牛赤身ひき肉	181 kcal	9.9 g
鶏ひき肉	186 kcal	12.0 g
鶏ももひき肉	204 kcal	14.2 g
豚ひき肉	236 kcal	17.2 g
合いびき肉（牛50g＋豚50g）	254 kcal	19.2 g
牛ひき肉	272 kcal	21.1 g

魚介類のエネルギーと脂質

魚介類は、青背魚や脂ののった魚はエネルギーが高く、白身魚や貝類などはエネルギーが低めです。とはいえ、青背魚などの魚の油には DHA や EPA など不飽和脂肪酸が豊富です。

エネルギー低めの魚介類ランキング 100gあたりのエネルギーと脂質量

部位	エネルギー	脂質
アサリ	30 kcal	0.3 g
カキ	60 kcal	1.4 g
ワカサギ	77 kcal	1.7 g
タラ	77 kcal	0.2 g
キス	80 kcal	0.2 g
ブラックタイガー（エビ）	82 kcal	0.3 g
スルメイカ	83 kcal	0.8 g
ホタテ貝柱	88 kcal	0.3 g
バナメイエビ	91 kcal	0.6 g
カレイ	95 kcal	1.3 g
タイショウエビ	95 kcal	0.3 g
シタビラメ	96 kcal	1.6 g
タコ（ゆで）	99 kcal	0.7 g

エネルギーほどほどの魚介類ランキング 100gあたりのエネルギーと脂質量

部位	エネルギー	脂質
メバル	109 kcal	3.5 g
アマダイ	113 kcal	3.6 g
カツオ（春獲り）	114 kcal	0.5 g
スズキ	123 kcal	4.2 g
マグロ（赤身）	125 kcal	1.4 g
アジ	126 kcal	4.5 g
ヒラメ	126 kcal	3.7 g
サケ	133 kcal	4.1 g
タイ	142 kcal	5.8 g
子持ちガレイ	143 kcal	6.2 g
カマス	148 kcal	7.2 g
アユ	152 kcal	7.9 g

エネルギー高めの魚介類ランキング 100gあたりのエネルギーと脂質量

部位	エネルギー	脂質
メカジキ	153 kcal	7.6 g
キンメダイ	160 kcal	9.0 g
カツオ（秋獲り）	165 kcal	6.2 g
イワシ	169 kcal	9.2 g
サワラ	177 kcal	9.7 g
ギンダラ	232 kcal	18.6 g
サーモン	237 kcal	16.1 g
サバ	247 kcal	16.8 g
ハマチ	251 kcal	17.2 g
ブリ	257 kcal	17.6 g
サンマ	297 kcal	23.6 g
マグロ（トロ）	344 kcal	27.5 g

食材を変える

ビーフカツ

牛リブロース肉を赤身肉の牛もも肉にし、さらに皮下脂肪を除いたものにする。

Recipe

材料（1人分）
- 牛肉……………………100g
- 塩………………少量(0.8g)
- こしょう………………少量
- 衣 ┌ 小麦粉……大さじ½弱
  ├ 卵…………………少量
  └ 乾燥パン粉…大さじ2⅓
- 揚げ油
- キャベツ………………30g
- ミニトマト……………20g
- レモン…………………適量

※衣は薄めにつける（116ページ参照）。

作り方
1. 牛肉に塩とこしょうをふる。
2. 小麦粉、とき卵、パン粉の順につける。
3. 170℃の油で色よく揚げて火を通す。
4. キャベツをせん切りにして、皿にミニトマトとレモンとともに盛り、ビーフカツを盛る。

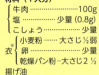

牛リブロース肉 (100g) のビーフカツ 【High】
塩分1.0g
602 kcal

牛もも肉・皮下脂肪なし (100g) のビーフカツ 【Low】
塩分1.0g
374 kcal

228 kcal ダウン

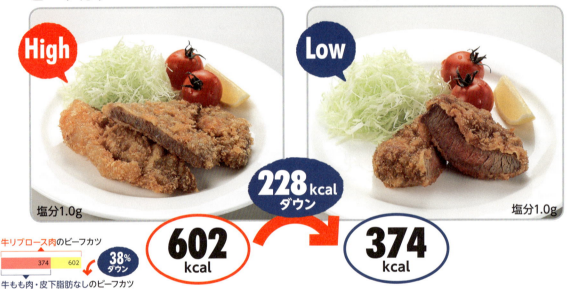

牛リブロース肉のビーフカツ　374　602
牛もも肉・皮下脂肪なしのビーフカツ
38% ダウン

牛肉100gの部位別エネルギー

High 牛リブロース肉	409 kcal	
牛リブロース肉（皮下脂肪なし）	378 kcal	8%ダウン
牛もも肉	209 kcal	49%ダウン
Low 牛もも肉（皮下脂肪なし）	181 kcal	56%ダウン

Point 1
脂質が多い肉ほどエネルギーが高い（21ページ参照）。脂質が少なく、赤身が多い肉を選ぶとよい。また、同じ部位でも皮下脂肪を切り除くとエネルギーが下がる（13ページ参照）。

Point 2
一口カツや串カツにすると表面積が増えるので、吸油量が多くなり、エネルギーが高くなるので、できるだけ1枚肉のまま揚げましょう（106ページ参照）。

Point 3
パン粉は、生パン粉より乾燥パン粉の方が吸油量が少ないのでおすすめ（118ページ参照）。衣は油を吸いやすいので、薄めにつけましょう（116ページ参照）。

ビーフカレー

牛肩ロース肉を赤身肉の牛もも肉にし、さらに皮下脂肪を除いたものにする。

Recipe

材料（1人分）
- 牛肉（角切り）……100g
- 塩……少量（0.5g）
- こしょう……少量
- サラダ油……小さじ1強
- 玉ねぎ・じゃが芋……各50g
- にんじん……30g
- にんにく・しょうが……各少量
- サラダ油……小さじ1強
- 小麦粉……大さじ1
- カレー粉……小さじ¾
- トマトピュレ……小さじ1弱
- ウスターソース……小さじ½
- スープ
  - 固形ブイヨン……¼個
  - 水……1カップ
- 塩……少量（0.8g）

作り方
1. 玉ねぎはせん切りにし、にんにくとしょうがはみじん切りにする。これらをサラダ油であめ色になるまでよくいため、小麦粉、カレー粉をいため、調味料とスープを加えて煮る。
2. 肉に塩とこしょうをして油でいため、①に加えて1時間煮込む。にんじん、じゃが芋を順に加え、やわらかくなったら塩で調味する。

食材を変える — ビーフカレー

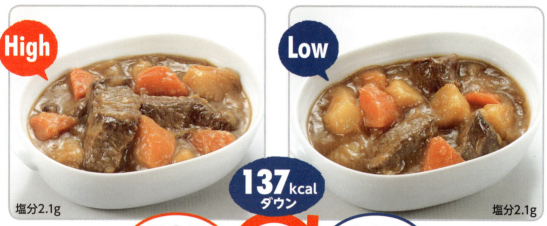

牛肩ロース肉（100g）のビーフカレー High
塩分2.1g
525 kcal

牛もも肉・皮下脂肪なし（100g）のビーフカレー Low
塩分2.1g
388 kcal

137 kcal ダウン

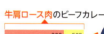
牛肩ロース肉のビーフカレー 388 525
牛もも肉・皮下脂肪なしのビーフカレー
26%ダウン

Point!

ごはんの量も調整するとさらにエネルギーダウンできます。外食のときなどは、「半量」とか「少なめに」とオーダーするとよいでしょう（88ページ参照）。

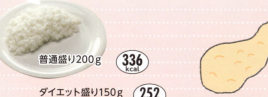

- 普通盛り200g　336kcal
- ダイエット盛り150g　252kcal
- 大盛り・外食の場合300g　504kcal

ナン1枚90g　236kcal

牛肉100gの部位別エネルギー

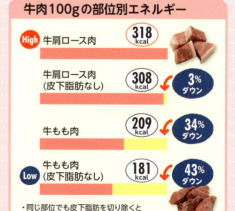

- High 牛肩ロース肉　318kcal
- 牛肩ロース肉（皮下脂肪なし）　308kcal　3%ダウン
- 牛もも肉　209kcal　34%ダウン
- Low 牛もも肉（皮下脂肪なし）　181kcal　43%ダウン

・同じ部位でも皮下脂肪を切り除くとエネルギーが下がる。

食材を変える

青椒肉絲（チンジャオロースー）

牛バラ肉を牛もも肉にし、さらに皮下脂肪を除いたものにする。

Recipe

材料（1人分）
- 牛肉……………………70g
- しょうゆ…………小さじ⅓
- 酒…………………小さじ⅜
- かたくり粉………小さじ⅓
- ピーマン………………50g
- ゆで竹の子……………20g
- しょうが………………少量
- サラダ油…大さじ½強（7g）
- 塩…………………小さじ⅙

作り方
1. 牛肉は細切りにし、しょうゆと酒で下味をつけ、かたくり粉をまぶす。
2. ピーマンと竹の子は細切りにし、しょうがはみじん切りにする。
3. フライパンにサラダ油を熱してしょうがをいため、①の牛肉を加える。肉の色が変わったら②のピーマンと竹の子を加えていため、塩で調味する。

牛バラ肉（70g）の青椒肉絲 High — 塩分1.4g — **385 kcal**

牛もも肉・皮下脂肪なし（70g）の青椒肉絲 Low — 塩分1.4g — **214 kcal**

171 kcal ダウン

牛バラ肉の青椒肉絲 385 → 牛もも肉・皮下脂肪なしの青椒肉絲 214　**44%ダウン**

牛肉70gの部位別エネルギー

- High 牛バラ肉　**298 kcal**
- 牛もも肉　**146 kcal**　51%ダウン
- Low 牛もも肉（皮下脂肪なし）　**127 kcal**　57%ダウン

・同じ部位でも皮下脂肪を切り除くとエネルギーが下がる。

Point!
肉や野菜をいためるときにフッ素樹脂加工のフライパンを使うと油の使用量が約半量（3g）ですみますので、さらにエネルギーを下げられます。

フッ素樹脂加工のフライパン使用
牛バラ肉（70g）の青椒肉絲　塩分1.4g　**348 kcal**

フッ素樹脂加工のフライパン使用
牛もも肉・皮下脂肪なし（70g）の青椒肉絲　塩分1.4g　**177 kcal**　さらにダウン

肉じゃが

牛バラ肉を赤身肉の牛もも肉にし、さらに皮下脂肪を除いたものにする。

Recipe

材料（1人分）
- 牛肉 …………………… 70g
- じゃが芋 ……………… 80g
- 玉ねぎ ………………… 30g
- グリーンピース ……… 5g
- サラダ油 …………… 小さじ1
- だし ………………… ½カップ
- 砂糖 ………………… 小さじ1⅔
- しょうゆ …………… 小さじ2

作り方
1. 牛肉は一口大に切る。じゃが芋は一口大の乱切りにし、玉ねぎはくし形に切る。
2. グリーンピースはゆでる。
3. サラダ油で牛肉をいため、肉の色が変わったらとり出す。じゃが芋と玉ねぎを続いていため、だしを入れて10分煮たら砂糖を加えて5分煮る。しょうゆを加えて肉を戻し入れ、少し煮て最後にグリーンピースを加える。

食材を変える　肉じゃが

牛バラ肉 (70g) の肉じゃが

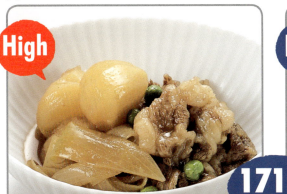

High　塩分1.9g　**441 kcal**

牛もも肉・皮下脂肪なし (70g) の肉じゃが

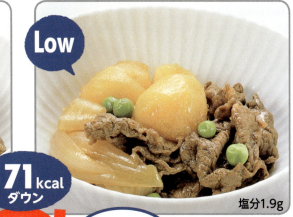

Low　塩分1.9g　**270 kcal**　**171 kcal ダウン**

牛バラ肉の肉じゃが 441／牛もも肉・皮下脂肪なしの肉じゃが 270　**39% ダウン**

Point 1
肉や野菜をいためずに煮るとさらにエネルギーダウンできます。
作り方／じゃが芋と玉ねぎをだしでやわらかくなるまで煮たら調味し、肉とグリーンピースを加えて煮る。

油でいためない肉じゃが

塩分1.9g　**233 kcal**

Point 2
同量の豚肉で作る場合も肉の部位で選びましょう。

豚肉で作った肉じゃが

豚もも肉（皮下脂肪なし）の場合　 247 kcal　塩分1.9g

豚バラ肉の場合　 420 kcal　塩分1.9g

牛肉70gの部位別エネルギー

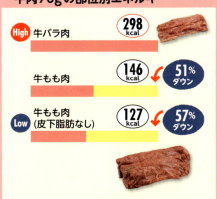

- High　牛バラ肉　298 kcal
- 牛もも肉　146 kcal　**51% ダウン**
- Low　牛もも肉（皮下脂肪なし）　127 kcal　**57% ダウン**

・同じ部位でも皮下脂肪を切り除くとエネルギーが下がる。

食材を変える

すき焼き

すき焼き

牛霜降り肉（牛リブロース）を
赤身肉の牛もも肉にし、
さらに皮下脂肪を除いたものにする。

Recipe

材料（1人分）
- 牛もも肉……100g
- 春菊……40g
- ねぎ……20g
- サラダ油……小さじ1強
- 焼き豆腐……80g
- しらたき……⅛玉（40g）
- 生しいたけ……2枚（20g）
- 煮汁
  - しょうゆ……大さじ1
  - 酒……大さじ1
  - 砂糖……大さじ⅔強

作り方
1. 牛肉は食べやすい大きさに切る。
2. 焼き豆腐は2つに切り、春菊は茎のかたい部分を切り除く。しらたきはさっとゆでる。ねぎは斜めに切り、しいたけは軸を除く。
3. すき焼きなべにサラダ油を熱して牛肉をさっと焼き、煮汁の調味料を入れる。焼き豆腐、しらたき、野菜としいたけを順に加え、煮えたものから食べる。

牛リブロース肉（100g）のすき焼き
High
塩分2.8g
590 kcal

牛もも肉・皮下脂肪なし（70g）のすき焼き
Low
塩分2.8g
362 kcal

228 kcal ダウン

牛リブロース肉のすき焼き … 590
牛もも肉・皮下脂肪なしのすき焼き … 362
39％ダウン

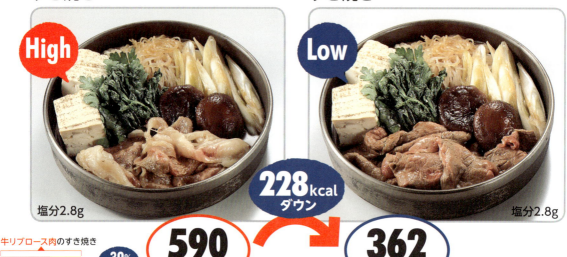

牛肉100gの部位別エネルギー

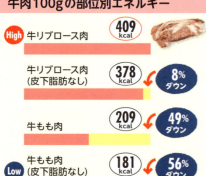

- **High** 牛リブロース肉　**409 kcal**
- 牛リブロース肉（皮下脂肪なし）　**378 kcal**　**8％ダウン**
- 牛もも肉　**209 kcal**　**49％ダウン**
- **Low** 牛もも肉（皮下脂肪なし）　**181 kcal**　**56％ダウン**

・同じ部位でも皮下脂肪を切り除くとエネルギーが下がる。

Point!
すき焼きといっしょに食べる卵やうどんの適量を紹介します。これ以上、食べすぎないようにしましょう。

生卵1個（50g）
塩分0.2g

76 kcal

ゆでうどん1袋（200g）
塩分0.6g
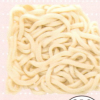
210 kcal

しゃぶしゃぶ

牛霜降り肉（牛リブロース）を赤身肉の牛もも肉にし、さらに皮下脂肪を除いたものにする。

Recipe

材料（1人分）
- 牛肉 …………… 100g
- 白菜 …………… 60g
- 春菊 …………… 40g
- 生しいたけ …… 2枚 (20g)
- ポン酢じょうゆ
  - しょうゆ …… 大さじ1
  - ゆずの搾り汁 … 大さじ½

ごまだれ※
- 白ごま ………… 大さじ1
- しょうゆ ……… 大さじ½
- だし …………… 小さじ1強
- 酢 ……………… 小さじ1強
- 砂糖 …………… 小さじ1⅔

※たれは各1人分の量。2種類使う場合は、½量ずつにする。

作り方
① 牛肉は食べやすい大きさに切る。
② 白菜は大きめの一口大に切り、春菊は茎のかたい部分を切り除く。しいたけは軸を切り除く。
③ しょうゆとゆずの搾り汁を混ぜ合わせる。
④ ごまは香ばしくいってすり鉢でよくすり、ごまだれの材料をすべて合わせてすり混ぜる。
⑤ なべに湯を沸かし、肉と野菜にさっと火を通しながら、好みのたれで食べる。

食材を変える — しゃぶしゃぶ

牛リブロース肉（100g）の しゃぶしゃぶ
High 塩分2.1g **469 kcal**

牛もも肉・皮下脂肪なし（100g）の しゃぶしゃぶ
Low 塩分2.1g **241 kcal**

228 kcal ダウン

牛リブロース肉のしゃぶしゃぶ 469 → 牛もも肉・皮下脂肪なしのしゃぶしゃぶ 241　**49% ダウン**

・ポン酢しょうゆとごまだれを1/2量ずつ食べた場合のエネルギーと塩分

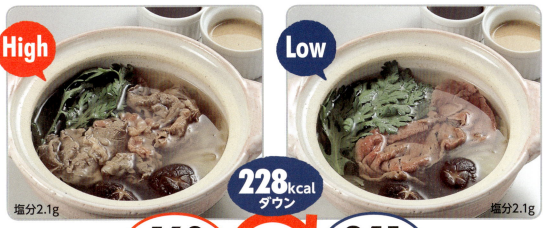

Point 1 しゃぶしゃぶは、赤身のもも肉ならエネルギーが低くなるうえ、さっぱりした風味で楽しめます。

Point 2 つけだれの栄養価と塩分にも注意しましょう。（レシピの分量で作った場合の栄養価）

ポン酢しょうゆ **14 kcal** 塩分2.6g
ごまだれ **63 kcal** 塩分1.3g

Point 3 同量の豚肉しゃぶしゃぶの場合の栄養価
- 豚もも肉・皮下脂肪なし **208 kcal** 塩分2.1g
- 豚ロース肉 **323 kcal** 塩分2.1g
- 豚バラ肉 **455 kcal** 塩分2.1g

牛肉100gの部位別エネルギー

High 牛リブロース肉	409 kcal	—
牛リブロース肉（皮下脂肪なし）	378 kcal	8% ダウン
牛もも肉	209 kcal	49% ダウン
Low 牛もも肉（皮下脂肪なし）	181 kcal	56% ダウン

・同じ部位でも皮下脂肪を切り除くとエネルギーが下がる。

食材を変える

牛丼

牛バラ肉を赤身肉の牛もも肉にし、さらに皮下脂肪を除いたものにする。

Recipe

材料（1人分）
- 牛肉 …………………… 70g
- 玉ねぎ ………………… 50g
- サラダ油 …………… 小さじ1
- しょうゆ ………… 小さじ2
- 砂糖 ……………… 小さじ1 1/3
- 酒 ………………… 小さじ1
- ごはん ……………… 200g

作り方
1. 牛肉は一口大に切る。
2. 玉ねぎは縦に薄切りにする。
3. サラダ油を熱して玉ねぎを入れ、薄く色づくまでよくいためる。牛肉を加えていため、肉の色が変わったらしょうゆ、砂糖、酒を加え、味がなじむまでいりつける。
4. どんぶりに温かいごはんを盛り、③の肉を煮汁ごとのせる。

牛バラ肉（70g）の牛丼 **High**　塩分1.8g
牛もも肉・皮下脂肪なし（70g）の牛丼 **Low**　塩分1.8g

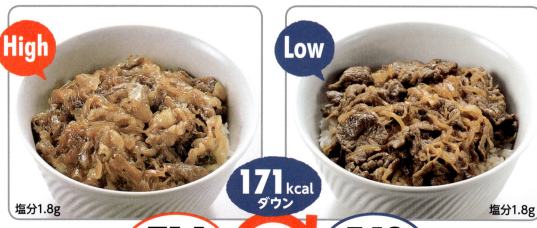

171 kcal ダウン

714 kcal → **543 kcal**

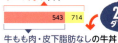

24%ダウン

Point 1
牛バラ肉は約40％が脂質なので、"脂のかたまり"といってよいほど、高エネルギー。赤身のもも肉は皮下脂肪を除いたものは脂質が約10％と低く、味も上品になる。

 牛バラ肉 70g　298 kcal

 牛もも肉・皮下脂肪なし 70g　127 kcal

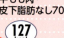 171 kcal ダウン

Point 2
外食で食べる定食や丼物は、ごはんが多めです。ごはんの量でエネルギーが大きく変わるので、外食の場合はごはんが多めなので、注文のときにごはんを減らすように伝えるとよいでしょう。

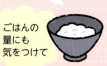 ごはんの量にも気をつけて

小丼	180g	302 kcal
丼物	250g	420 kcal
ちらしずし	250g	420 kcal
洋食（普通盛り）	180g	302 kcal
洋食（大盛り）	250g	420 kcal
カレー	250g	420 kcal
松花堂弁当	150g	252 kcal
弁当	200g	336 kcal
重箱	250g	420 kcal

豚カツ

豚ロース肉を豚ヒレ肉にする。

Recipe

材料（1人分）
- 豚肉 ……………… 100g
- 塩 ………………… 少量(0.8g)
- こしょう ………… 少量
- 衣
  - 小麦粉 …… 大さじ½弱
  - 卵 ………………… 少量
  - 乾燥パン粉 ・・大さじ2½
- 揚げ油
- キャベツ …………… 30g
- ミニトマト ………… 20g
- レモン ……………… 適量

※衣は薄めにつける（116ページ参照）。

作り方
1. 豚肉に塩とこしょうをふる。
2. 小麦粉、とき卵、パン粉の順につける。
3. 170℃の油で色よく揚げて火を通す。
4. キャベツをせん切りにして、皿にミニトマトとレモンとともに盛り、豚カツを盛る。

食材を変える

豚カツ

豚ロース肉（100g）の豚カツ
High
塩分1.0g
456 kcal

豚ヒレ肉（100g）の豚カツ
Low
塩分1.0g
323 kcal

133 kcal ダウン

豚ロース肉の豚カツ 456
豚ヒレ肉の豚カツ 323
29% ダウン

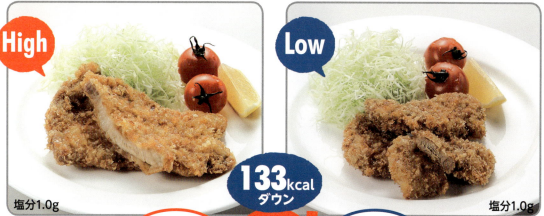

Point 1

一口カツや串カツにすると表面積が増えるので、吸油量が多くなり、エネルギーが高くなりので、できるだけ1枚肉のまま揚げましょう（109ページ参照）。

大きいまま1枚　一口大（5切れ）
吸油率 **10%**　吸油率 **18%**

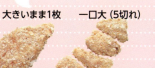

Point 2

パン粉は、生パン粉より乾燥パン粉の方が吸油量（吸油率）が少ないのでおすすめ（118ページ参照）。衣は油を吸いやすいので、薄めにつけましょう（116ページ参照）。

吸油率
乾燥パン粉 **8%** ＜ 生パン粉 **13%**

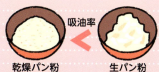

豚肉100gの部位別エネルギー

- **High** 豚ロース肉 **263 kcal**
- 豚ロース肉（皮下脂肪なし） **202 kcal** **23% ダウン**
- **Low** 豚ヒレ肉 **130 kcal** **51% ダウン**

・同じ部位でも皮下脂肪を切り除くとエネルギーが下がる。

食材を変える

豚肉のしょうが焼き

豚ロース肉を赤身肉の豚もも肉にし、さらに皮下脂肪を除いたものにする。

Recipe

材料（1人分）
- 豚もも肉 …………… 100g
- しょうゆ …………… 大さじ½
- 酒 …………………… 小さじ1
- 砂糖 ………………… 小さじ⅓
- しょうがの搾り汁 … 小さじ⅔
- サラダ油 …… 小さじ1¼ (5g)
- サラダ菜 …………… 少量

作り方
1. しょうゆ、酒、砂糖、しょうがの搾り汁を混ぜ合わせて豚肉を漬け込み、ときどき上下を返して20分くらいおく。
2. フライパンにサラダ油を熱して①の肉を入れ、途中裏返して中まで火が通るように焼く。漬け汁を加え、煮立てながら肉に煮からめる。
3. 器にサラダ菜を敷いて焼いた肉を盛る。

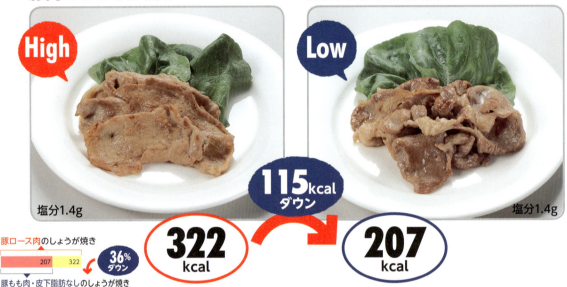

豚ロース肉（100g）の豚肉のしょうが焼き High 塩分1.4g → **322 kcal**

豚もも肉・皮下脂肪なし（100g）の豚肉のしょうが焼き Low 塩分1.4g → **207 kcal**

115kcal ダウン

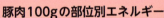
豚ロース肉のしょうが焼き 322 / 豚もも肉・皮下脂肪なしのしょうが焼き 207 **36%ダウン**

豚肉100gの部位別エネルギー

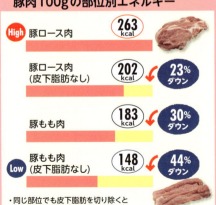

- High 豚ロース肉 **263 kcal**
- 豚ロース肉（皮下脂肪なし） **202 kcal** 23%ダウン
- 豚もも肉 **183 kcal** 30%ダウン
- Low 豚もも肉（皮下脂肪なし） **148 kcal** 44%ダウン

・同じ部位でも皮下脂肪を切り除くとエネルギーが下がる。

Point!
肉や野菜をいためるときにフッ素樹脂加工のフライパンを使うと油の使用量が約半量（3g）ですむので、さらにエネルギーを下げられます。

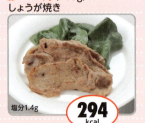
フッ素樹脂加工のフライパン使用 豚ロース肉（100g）のしょうが焼き 塩分1.4g **294 kcal**

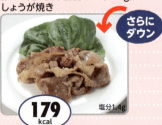
フッ素樹脂加工のフライパン使用 豚もも肉・皮下脂肪なし（100g）のしょうが焼き 塩分1.4g **179 kcal** さらにダウン

チキンカツ

鶏胸肉の皮を除く。

Recipe

材料（1人分）
- 鶏肉……………100g
- 塩……………少量（0.8g）
- こしょう……………少量
- 衣
  - 小麦粉……大さじ½弱
  - 卵……………少量
  - 乾燥パン粉…大さじ2⅓
- 揚げ油
- キャベツ……………30g
- ミニトマト……………20g
- レモン……………適量
※衣は薄めにつける（116ページ参照）。

作り方
1. 鶏肉に塩とこしょうをふる。
2. 小麦粉、とき卵、パン粉の順につける。
3. 170℃の油で色よく揚げて火を通す。
4. キャベツをせん切りにして、皿にミニトマトとレモンとともに盛り、チキンカツを盛る。

食材を変える / チキンカツ

鶏胸肉・皮つき（100g）のチキンカツ
High
塩分1.0g
338 kcal

鶏胸肉・皮なし（100g）のチキンカツ
Low
塩分1.0g
309 kcal

29kcal ダウン

鶏胸肉・皮つきのチキンカツ 338
鶏胸肉・皮なしのチキンカツ 309
9% ダウン

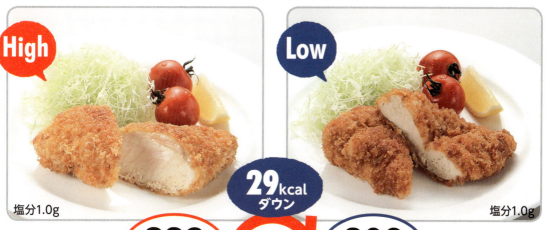

Point 1
鶏肉は皮を除くといっしょに皮下脂肪もとれるので、エネルギーが下がります。

鶏胸肉100g（145kcal） − 鶏皮9g（39kcal） = 鶏胸肉皮なし91g（106kcal）

Point 2
一口カツや串カツにすると表面積が増えるので、吸油量が多くなり、エネルギーが高くなるので、できるだけ1枚肉のまま揚げましょう（109ページ参照）。

Point 3
パン粉は、生パン粉より乾燥パン粉の方が吸油量が少ないのでおすすめ（118ページ参照）。衣は油を吸いやすいので、薄めにつけましょう（116ページ参照）。

鶏胸肉100gの部位別エネルギー

High 鶏胸肉（皮つき） 145kcal

Low 鶏胸肉（皮なし） 116kcal **20% ダウン**

・鶏肉は皮を除いたものはエネルギーが低い。

鶏肉のから揚げ

鶏もも肉の皮を除く。

Recipe

材料（1人分）
- 鶏肉……………………100g
- しょうゆ……………大さじ½
- みりん………………小さじ1
- かたくり粉…………大さじ1
- 揚げ油
- キャベツ………………30g
- パセリ…………………適量

作り方
1. 鶏肉は大きめにそぎ切りにしてしょうゆとみりんをからめてしばらくおいて下味をつける。
2. 汁けをきってかたくり粉をまぶし、170℃くらいに熱した揚げ油で薄く色づいて火が通るまで揚げる。
3. キャベツはせん切りにして冷水に放し、水けをきる。
4. 器にキャベツを敷いて②のから揚げを盛り、パセリを飾る。

鶏もも肉（100g）の鶏肉のから揚げ — 鶏もも肉・皮なし（100g）の鶏肉のから揚げ

High 塩分1.5g — **Low** 塩分1.5g

304 kcal → 49 kcal ダウン → **255 kcal**

鶏もも肉のから揚げ 304 / 鶏もも肉・皮なしのから揚げ 255 … 16%ダウン

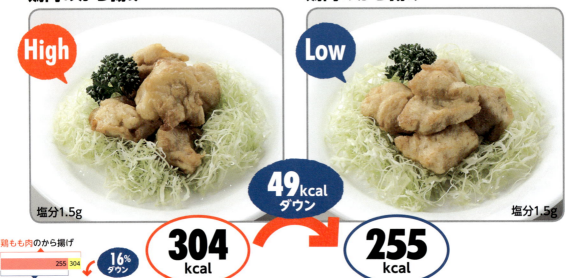

鶏肉100gの部位別エネルギー

- **High** 鶏もも肉　204 kcal
- 鶏胸肉　145 kcal　29%ダウン
- 鶏もも肉（皮なし）　127 kcal　38%ダウン
- **Low** 鶏胸肉（皮なし）　116 kcal　43%ダウン

・鶏肉は皮を除いたものはエネルギーが低い。

Point 1
鶏もも肉は皮（皮下脂肪を含む）の割合が多いので、皮を除くとエネルギーが大幅に下がります。

鶏もも肉100g（204 kcal） － 鶏皮 21g（104 kcal） ＝ 鶏もも肉皮なし79g（100 kcal）

Point 2
いろいろな部位（100g）のから揚げの栄養価

鶏胸肉のから揚げでは、皮なしの方が吸油率が高いので皮つきも皮なしもほぼ同じエネルギーになる。

- 鶏胸肉　245 kcal　塩分1.4g
- 鶏胸肉・皮なし　244 kcal　塩分1.4g
- 鶏手羽元　208 kcal　塩分1.0g
- 鶏手羽先　197 kcal　塩分0.8g

チキンカレー

鶏胸肉の皮を除く。

Recipe

材料（1人分）
- 鶏胸肉 …………………… 100g
- 塩 ………………………… 少量（0.5g）
- こしょう ………………… 少量
- サラダ油 ……………… 小さじ 1 ¼
- 玉ねぎ・じゃが芋 … 各 50g
- にんじん ………………… 30g
- にんにく・しょうが ‥ 各少量
- サラダ油 ……………… 小さじ 1 ¼
- 小麦粉 ………………… 大さじ 1
- カレー粉 ……………… 小さじ ¾
- トマトピュレ … 小さじ 1 弱
- ウスターソース … 小さじ ½
- スープ
  - 固形ブイヨン ……… ¼個
  - 水 ……………………… 1 カップ
- 塩 ………………………… 少量（0.8g）

作り方
❶ 玉ねぎはせん切りにし、にんにくとしょうがはみじん切りにする。これらをサラダ油であめ色になるまでよくいため、小麦粉、カレー粉を加えていため、調味料とスープを加えて煮る。
❷ 肉は一口大に切って塩とこしょうをして油でいため、①に加えて 40 分煮込む。にんじん、じゃが芋をそれぞれ一口大に切って順に加え、やわらかくなったら塩で調味する。

食材を変える

チキンカレー

鶏胸肉（100g）の チキンカレー
High
塩分2.1g
352 kcal

鶏胸肉・皮なし（100g）の チキンカレー
Low
塩分2.1g
323 kcal

29kcal ダウン

鶏胸肉・皮つきのチキンカレー 352
鶏胸肉・皮なしのチキンカレー 323
8% ダウン

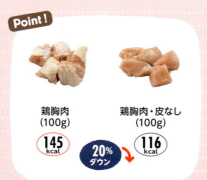

Point !

鶏胸肉（100g） **145 kcal**
鶏胸肉・皮なし（100g） **116 kcal**
20% ダウン

鶏肉部位別チキンカレーの栄養価

- **High** チキンカレー（鶏もも肉） **411 kcal**
- チキンカレー（手羽元・骨つき100g） **344 kcal** **16% ダウン**
- チキンカレー（鶏もも肉・皮なし） **334 kcal** **19% ダウン**
- **Low** チキンカレー（ささ身） **309 kcal** **25% ダウン**

鶏肉のクリーム煮

鶏もも肉の皮を除く。
牛乳をスキムミルクにする。

Recipe

材料（1人分）

- 鶏もも肉……………100g
- 塩………………少量（0.5g）
- こしょう……………少量
- 小麦粉………小さじ½強
- サラダ油………小さじ1¼
- スキムミルク………10g
- 水……………………80ml
- 塩………………少量（0.5g）

にんじんのグラッセ
- にんじん……………30g
- 水……………………適量
- バター…………小さじ½
- 塩………………少量（0.2g）

さやいんげんのソテー
- さやいんげん………10g
- 生しいたけ…………2枚
- サラダ油………小さじ¼
- 塩………………少量（0.1g）

作り方

❶鶏肉は2～3つに切り、塩とこしょうをふって小麦粉をまぶし、サラダ油で両面焼く。
❷スキムミルクを分量の水でといて①に加え、煮立ったら弱火にして5分程度煮込み、塩で調味する。
❸にんじんのグラッセを作り（69ページ参照）、しいたけとゆでたさやいんげんはソテーにして塩で調味する。
❹鶏肉は煮汁も一緒に器に盛り、③を添える。

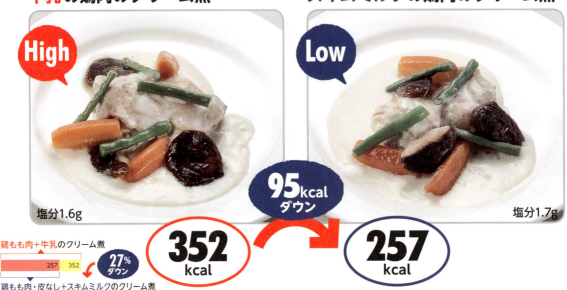

鶏もも肉（100g）＋牛乳の鶏肉のクリーム煮 High 塩分1.6g **352kcal**

鶏もも肉・皮なし（100g）＋スキムミルクの鶏肉のクリーム煮 Low 塩分1.7g **257kcal**

95kcalダウン / 27%ダウン

鶏肉100gの部位別エネルギー

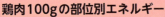

High 鶏もも肉	204 kcal	
鶏胸肉	145 kcal	29%ダウン
鶏もも肉（皮なし）	127 kcal	38%ダウン
Low 鶏胸肉（皮なし）	116 kcal	43%ダウン

・鶏肉は皮を除いたものはエネルギーが低い。

Point 1

鶏もも肉は皮（皮下脂肪を含む）の割合が多いので、皮を除くとエネルギーが大幅に下がります。

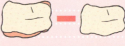

鶏もも肉100g → 鶏皮21g = 鶏もも肉皮なし79g
204kcal　　104kcal　　100kcal

Point 2

スキムミルクは、牛乳に比べ脂肪が少なく低エネルギー。たんぱく質やビタミン・ミネラル類もほとんど変わらないので牛乳のかわりに使うことをおすすめします。

牛乳80g　54kcal　＞　スキムミルク10g＋水80ml　36kcal

親子丼

鶏胸肉の皮を除く。

Recipe

材料（1人分）
- 鶏肉……………………70g
- 玉ねぎ…………………40g
- 三つ葉…………………少量
- 卵………………………小1個
- 煮汁
  - だし……………⅓カップ
  - しょうゆ………小さじ2
  - みりん…………小さじ2
- ごはん…………………200g

作り方
1. 鶏肉は小さめのそぎ切りにする。
2. 玉ねぎは縦に薄切りにし、三つ葉は3cm長さに切る。
3. 煮汁の材料を合わせて煮立て、玉ねぎを入れてしんなりとなるまで中火で煮る。鶏肉を散らし入れ、肉に火が通ったら卵をときほぐして流し入れ、三つ葉を散らして火を消す。
4. どんぶりに温かいごはんを盛って③を煮汁ごとのせる。

食材を変える｜親子丼

鶏胸肉（70g）の親子丼 — High

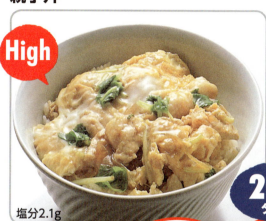
塩分2.1g
552 kcal

鶏胸肉・皮なし（70g）の親子丼 — Low

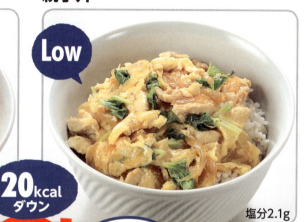
塩分2.1g
532 kcal

20 kcal ダウン

 鶏胸肉・皮つきの親子丼
 鶏胸肉・皮なしの親子丼
 4%ダウン

Point 1
鶏肉は、"皮なし"を買い求めるか、皮なしがない場合は皮と皮下脂肪をとり除いて使う。

鶏胸肉 70g
102 kcal

鶏胸肉（皮なし）70g
81 kcal

21 kcal ダウン

Point 2
丼物は、盛る器が大きいので、ごはんを多めに盛りがち。ごはんの量でエネルギーが大きく変わるので、食べる量をきちんと計って盛るとエネルギーの調整がしやすいでしょう。

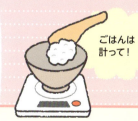
ごはんは計って！

大盛り	300g	504 kcal
普通盛り	200g	336 kcal
控えめ盛り	150g	252 kcal

魚介類の刺し身

魚は脂質が多い魚や青背の魚はエネルギーが高く、油の少ない赤身や白身、イカやタコや貝類はエネルギーが低い。それぞれのエネルギーを知っておきましょう。

刺し身の重量はそれぞれ70g

❶ アカガイ
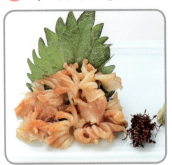
62 kcal　塩分1.4g

❷ イカ
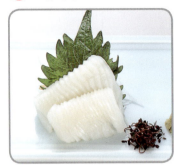
69 kcal　塩分1.2g

❸ カツオ（春獲り）
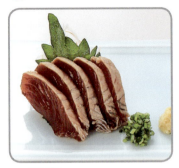
89 kcal　塩分0.9g

❼ シマアジ
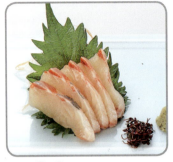
128 kcal　塩分0.9g

❽ ハマチ
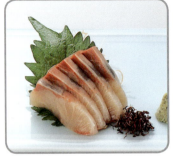
152 kcal　塩分0.9g

❾ しめサバ
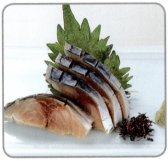
247 kcal　塩分2.0g

Recipe

材料（1人分）
刺し身 …………………………… 70g
大根・青じそ・紅たで・わさび …… 各適量
しょうゆ ………………………… 小さじ1

作り方
● 刺し身とつまを盛り合わせ、わさびとしょうゆを添える。

成分値はつけじょうゆ小さじ1を含む

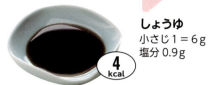

しょうゆ
小さじ1＝6g
塩分 0.9g

4 kcal

食材を変える

魚介類の刺し身

❹ ヒラメ

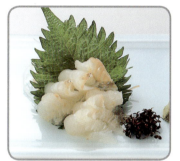

89 kcal　　塩分0.9g

❺ アジ

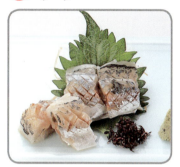

96 kcal　　塩分1.1g

❻ マグロ（赤身）

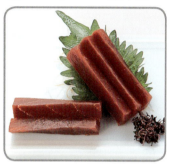

97 kcal　　塩分0.9g

❿ マグロ（トロ）

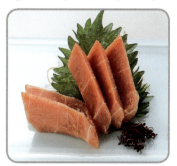

251 kcal　　塩分1.0g

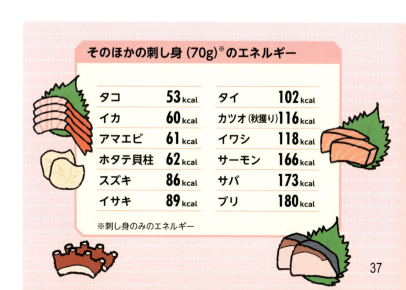

そのほかの刺し身（70g）※のエネルギー

タコ	53 kcal	タイ	102 kcal
イカ	60 kcal	カツオ（秋獲り）	116 kcal
アマエビ	61 kcal	イワシ	118 kcal
ホタテ貝柱	62 kcal	サーモン	166 kcal
スズキ	86 kcal	サバ	173 kcal
イサキ	89 kcal	ブリ	180 kcal

※刺し身のみのエネルギー

魚の塩焼き

イワシなどエネルギーの高い魚より、アジなどのエネルギーの低い魚を選ぶ。

Recipe

材料（1人分）
- 魚 ……………… 1尾で90g
- 塩 ……………… 少量（0.7g）
- おろし大根 ……… 30g
- しょうゆ ………… 小さじ⅓

作り方
1. 魚はそれぞれ下処理をし、水洗いして水けをよくふきとる。
2. ①の両面に塩をふり、魚が踊るように串を打つ。
3. 焼き網を熱し、表になるほうから焼いて裏側も焼いて火を通す。皿に盛って右手前におろし大根を添え、しょうゆを垂らす。

イワシ（一尾90g）の塩焼き　High

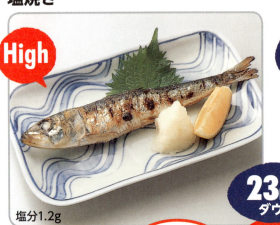

塩分1.2g

アジ（一尾90g）の塩焼き　Low

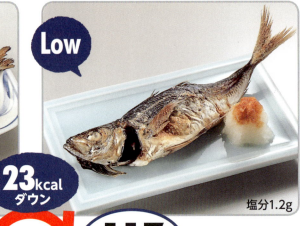

塩分1.2g

23kcal ダウン

140 kcal → **117 kcal**

イワシの塩焼き 140 / アジの塩焼き 117　**16%ダウン**

Point！

エネルギー低めの魚を選びましょう（18ページ参照）。脂質が少なければ、エネルギーが低くなります。比較的さっぱりした味の魚がエネルギーが低いです。また、塩焼きには新鮮なものを選びましょう。

魚の塩焼きランキング

①	カマス（1尾130g）	97 kcal	塩分1.1g
②	生ザケ（1切れ80g）	108 kcal	塩分1.0g
③	アジ（1尾90g）	117 kcal	塩分1.2g
④	サワラ（1切れ80g）	134 kcal	塩分1.0g
⑤	イワシ（1尾90g）	140 kcal	塩分1.2g
⑥	サバ（1切れ80g）	204 kcal	塩分1.1g
⑦	ブリ（1切れ80g）	207 kcal	塩分1.0g
⑧	サンマ（1尾150g）	217 kcal	塩分1.3g

魚の西京焼き

サワラなどエネルギーの高い魚より、アマダイなどのエネルギーの低い魚を選ぶ。

Recipe

材料（1人分）
- 魚……………1切れ（80g）
- 塩……………少量（0.4g）
- 白みそ………小さじ1
- みりん………小さじ⅓
- はじかみしょうが………1本

作り方
1. 魚に軽く塩をふり、しばらくおいて身をしめる。
2. 白みそとみりんを混ぜる。
3. 魚をガーゼで包み、まわりに②を塗りつけてポリ袋などに入れ、半日以上おく。
4. 焼くときにガーゼをはずして魚をぬれぶきんでふき、熱した焼き網かグリルで、中火で焼いて火を通す。皿に盛ってはじかみと菊の葉をあしらう。

食材を変える — 魚の西京焼き

サワラ（80g）の西京焼き　High
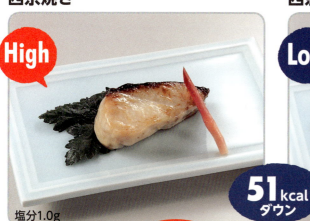
塩分1.0g
160 kcal

アマダイ（80g）の西京焼き　Low
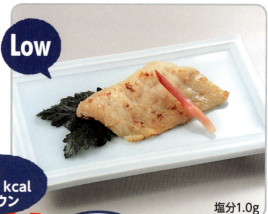
塩分1.0g
109 kcal

51kcal ダウン

サワラの西京焼き → アマダイの西京焼き　**32%ダウン**

Point !
素材をサワラからアマダイにするだけで大幅にエネルギーダウンできます。淡白な魚も、みその風味でおいしく食べられます。

サワラ 80g　**142 kcal**

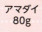
アマダイ 80g　**90 kcal**

魚（80g）の西京焼きランキング

①	アマダイ	109 kcal	塩分 1.0g
②	生ザケ	125 kcal	塩分 1.0g
③	メカジキ	141 kcal	塩分 1.0g
④	マナガツオ	158 kcal	塩分 1.2g
⑤	サワラ	160 kcal	塩分 1.0g
⑥	ギンダラ	204 kcal	塩分 1.0g

魚の照り焼き

ブリなどエネルギーの高い魚より、
生ダラなどのエネルギーの低い魚を選ぶ。

Recipe

材料（1人分）
- 魚 ……………… 1切れ（80g）
- しょうゆ ……… 小さじ1
- みりん ………… 小さじ1
- 菊花かぶの甘酢漬け…1切れ

作り方
1. しょうゆとみりんを合わせ、魚を30分ほど漬ける。
2. 焼き網またはグリルで魚を両面焼いて火を通す。
3. 魚の漬け汁を、②の焼き上がりにはけで塗って照りを出し、乾かす程度にあぶる。菊花かぶの甘酢漬けを添えて盛りつける。

食材を変える　魚の照り焼き

ブリ（80g）の照り焼き　High
塩分1.1g
230 kcal

生ダラ（80g）の照り焼き　Low
塩分1.3g
86 kcal

144 kcal ダウン

ブリの照り焼き 230 / 生ダラの照り焼き 86
63% ダウン

Point!
ブリは脂質の含有量が14.1g、それに対して生ダラは0.2gと低く、脂質が少ないとエネルギーも低くなります。

ブリ 80g
脂質 14.1g
206 kcal

生ダラ 80g
脂質 0.2g
62 kcal

魚（80g）の照り焼き※ランキング

①	生ダラ	77 kcal	塩分1.1g
②	生ザケ	122 kcal	塩分1.0g
③	メカジキ	138 kcal	塩分1.0g
④	サワラ	157 kcal	塩分1.0g
⑤	サバ	213 kcal	塩分1.1g
⑥	ブリ	221 kcal	塩分1.0g

※照り焼きのみ

魚の煮つけ

ギンダラなどエネルギーの高い魚より、カレイなどのエネルギーの低い魚を選ぶ。

Recipe

材料（1人分）
- 魚 ………………… 1切れ（80g）
- 煮汁
  - だし … ⅓カップ弱（60㎖）
  - しょうゆ …… 小さじ1⅓
  - 砂糖 ………… 小さじ1
  - 酒 …………… 小さじ½
- しょうが（せん切り）…… 少量

作り方
1. 平なべに煮汁の材料を入れて火にかけ、煮立ったら魚を盛ったときに上になるほうを上にして入れる。
2. 落としぶたをして中火で7〜8分煮る。ときどきなべをまわして魚に煮汁をからめながら煮て火を通す。
3. 皿に盛りつけて煮汁をかけ、しょうがのせん切りをのせる。

食材を変える / 魚の煮つけ

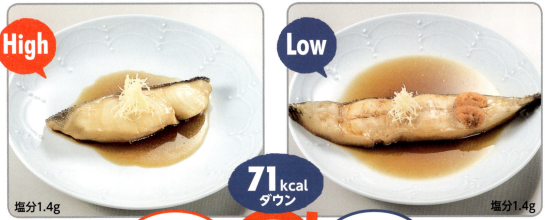

ギンダラ（80g）の煮つけ **High** 塩分1.4g **204 kcal**

子持ちガレイ（80g）の煮つけ **Low** 塩分1.4g **133 kcal**

71 kcal ダウン

ギンダラの煮つけ 204 → 子持ちガレイの煮つけ 133 **35%ダウン**

Point 1
エネルギーを下げるなら、エネルギーが低くて煮つけに向いている白身魚を選ぶとよいでしょう。

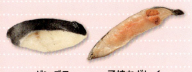

ギンダラ 80g **186 kcal**　　子持ちガレイ 80g **114 kcal**

Point 2
白身魚には、さっぱりした味つけが合います。さらに濃い味に比べ、ごはんの食べすぎも防げます。

煮汁（さっぱり味）
材料（1人分）
- だし … ⅓カップ弱（60㎖）
- しょうゆ ………… 小さじ1
- 砂糖 …………… 小さじ⅔
- 酒 ……………… 小さじ½

塩分1.0g **13 kcal**

※濃い味の場合のエネルギー 塩分1.3g **19 kcal**

魚（80g）の煮つけランキング

❶	タラ	**80 kcal**	塩分1.5g
❷	メバル（一尾 180g）	**106 kcal**	塩分1.4g
❸	アジ（一尾 180g）	**120 kcal**	塩分1.5g
❹	子持ちガレイ	**133 kcal**	塩分1.4g
❺	キンメダイ	**147 kcal**	塩分1.3g
❻	ギンダラ	**204 kcal**	塩分1.4g
❼	サバ	**216 kcal**	塩分1.5g

※普通味の場合。

魚のムニエル

サバなどエネルギーの高い魚より、舌ビラメなどのエネルギーの低い魚を選ぶ。

Recipe

材料（1人分）
- 魚 ……………… 1切れ（70g）
- 塩 ……………… 少量（0.6g）
- こしょう ……… 少量
- 小麦粉 ………… 大さじ⅔強（7g）
- サラダ油 ……… 大さじ½（6g）
- レモン ………… 少量
- 粉ふき芋
  - じゃが芋 …… 60g
  - 塩 …………… 少量（0.3g）

にんじんのグラッセ
- にんじん ……… 30g
- バター ………… 小さじ¼
- 塩 ……………… 少量（0.2g）

さやいんげんのソテー
- さやいんげん … 25g
- サラダ油 ……… 小さじ¼
- 塩 ……………… 少量（0.1g）

作り方
1. 魚に塩とこしょうをふって10分おく。
2. 魚の汁けをふいて小麦粉をまぶし、サラダ油を熱したフライパンで両面を焼いて火を通す。皿に盛りつけてレモンをのせる。
3. いんげんはゆでてソテーして塩をふる。グラッセと粉ふき芋（69ページ参照）とともに添える。
● 舌ビラメの下処理／頭の先から尾に向けて両側の皮をむく。頭を切り落としてわたを除き、水でよく洗う。水けをふいて両横のひれと尾を切り落とす。

サバ（70g）のムニエル **High** 塩分1.4g
舌ビラメ（70g）のムニエル **Low** 塩分1.5g

109 kcal ダウン

338 kcal → 229 kcal

サバのムニエル 229 / 舌ビラメのムニエル 338 **32%ダウン**

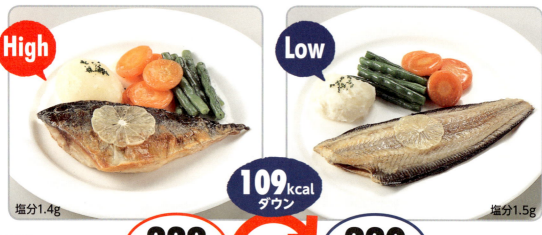

Point 1
エネルギーを下げるなら淡泊な舌ビラメがおすすめですが、高価な場合は、ほかの白身魚を選ぶとよいでしょう。

Point 2
さらにエネルギーを下げるには、魚にまぶす小麦粉を薄くするとよいでしょう。その分、ソテーする油も減らせます（122ページ参照）。

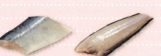

- サバ 70g 173 kcal
- 舌ビラメ 70g 67 kcal

衣を薄くまぶした場合
（小麦粉4g ソテー用油4g）

- ムニエル（サバ）305 kcal
- ムニエル（舌ビラメ）199 kcal

約30kcalダウン

魚（70g）のムニエル※ランキング

①	舌ビラメ	120 kcal	塩分 0.9g
②	スズキ	139 kcal	塩分 0.7g
③	ニジマス（一尾130g）	142 kcal	塩分 0.7g
④	生ザケ	146 kcal	塩分 0.7g
⑤	タイ	177 kcal	塩分 0.7g
⑥	サバ	226 kcal	塩分 0.8g

※小麦粉を薄くまぶした場合。ムニエルのみ。

魚のフライ

イワシなどエネルギーの高い魚より、生ダラなどのエネルギーの低い魚を選ぶ。

Recipe

材料（1人分）
- 魚 ………… 1切れ（70g）
- 塩 ………… 少量（0.6g）
- 衣
  - 小麦粉 …… 小さじ1⅓
  - 卵 ………… 少量
  - 乾燥パン粉 … 大さじ2⅓
- 揚げ油
- レモン・パセリ …… 各適量

※衣は薄めにつける（116ページ参照）

作り方
1. 魚は塩をふって10分ほどおく。
2. 魚の汁けをふき、小麦粉をまぶしてとき卵をつけ、パン粉をまぶす。
3. 170℃に熱した揚げ油できつね色に揚げ、皿に盛ってレモンとパセリを添える。

食材を変える　魚のフライ

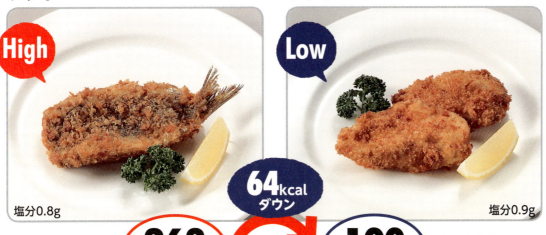

イワシ（70g）のフライ High　塩分0.8g　**263 kcal**

生ダラ（70g）のフライ Low　塩分0.9g　**199 kcal**

64kcal ダウン

イワシのフライ 263 / 生ダラのフライ 199　**24%ダウン**

Point 1　イワシは魚の中では脂質が多く、エネルギーが高いので、淡白な白身魚にしましょう。白身魚の方がフライに合うものが多いようです。

Point 2　揚げ物は衣が厚いほど油を吸うので、エネルギーを下げるには、衣を薄くするとよいでしょう（116ページ参照）。また、生パン粉より乾燥パン粉の方が吸油量が少ないのでおすすめです（118ページ参照）。

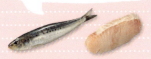

イワシ 70g　118 kcal　　生ダラ 70g　54 kcal

魚（70g）のフライ※ランキング

1. エビ（2尾60g）　170 kcal　塩分0.4g
2. 生ダラ　199 kcal　塩分0.9g
3. アジ　233 kcal　塩分0.9g
4. 生ザケ　238 kcal　塩分0.8g
5. イワシ　263 kcal　塩分0.8g
6. イカリング　277 kcal　塩分0.5g

※衣を薄めにまぶした場合。エビとイカは下塩なし。

魚の南蛮漬け

イワシなどエネルギーの高い魚より、ワカサギなどのエネルギーの低い魚を選ぶ。

Recipe

材料（1人分）
- 魚 ……… 70g
- 小麦粉 …… 大さじ½弱
- 揚げ油

a
- ねぎ ……… 6〜8cm
- しょうが（薄切り）1枚
- 赤とうがらし（輪切り） ……… ⅓本分

南蛮酢 b
- しょうゆ … 小さじ1強（7g）
- 酢 … 大さじ½弱（7g）
- 砂糖 … 小さじ1（3g）
- 酒 … 大さじ½弱（7g）

作り方
1. ねぎは半分に切り、網焼きして焼き目をつける。
2. 小なべに南蛮酢のbを入れてひと煮立ちさせ、火を消してaを入れ、バットに移す。
3. 魚はさっと水洗いし、水けをよくふきとって小麦粉をまぶす。180℃に熱した油でカラリと揚げて火を通し、あつあつをすぐに②の漬け汁に漬ける。

イワシ (70g) の南蛮漬け — High

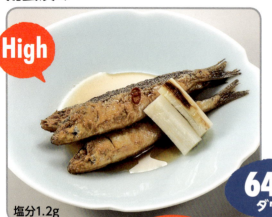

塩分1.2g

246 kcal

ワカサギ (70g) の南蛮漬け — Low

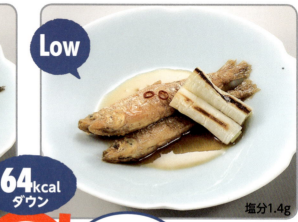

塩分1.4g

182 kcal

64kcal ダウン

イワシの南蛮漬け 246 / ワカサギの南蛮漬け 182 — **26%ダウン**

魚（70g）の南蛮漬け※ランキング

①	ワカサギ	158 kcal	塩分 1.4g
②	キス	160 kcal	塩分 1.2g
③	スズキ	190 kcal	塩分 1.2g
④	アジ	192 kcal	塩分 1.2g
⑤	生ザケ	197 kcal	塩分 1.2g
⑥	イワシ	222 kcal	塩分 1.2g

※小麦粉を薄くまぶした場合。

Point 1　エネルギーが低い魚は淡泊ですが、南蛮漬けにするとコクと風味が加わります。

Point 2　さらにエネルギーを下げるには、魚にまぶす小麦粉を薄くするとよいでしょう。その分、吸油量も少なくなるので、エネルギーを減らせます。

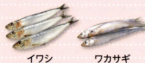

イワシ 70g ⇒ 118 kcal　　ワカサギ 70g ⇒ 54 kcal

ワカサギ（70g）に衣を普通にまぶした場合（小麦粉7g　吸油率12%） → **182 kcal**

ワカサギ（70g）に衣を薄くまぶした場合（小麦粉4g　吸油率10%） → **158 kcal**

24kcal ダウン

つくねの煮物

普通の豚ひき肉を
赤身の豚ひき肉にする。

Recipe

材料（1人分）
- 豚ひき肉……80g　ねぎ……5cm
- しょうゆ……………………小さじ½
- 酒……………………………小さじ⅔
- かたくり粉…………………小さじ⅓
- サラダ油……………………小さじ1
- だし…………………………小さじ1
- しょうゆ……………………小さじ1
- 砂糖…………………………小さじ⅔
- さやえんどう………………………20g

作り方
1. ねぎはみじん切りにし、ひき肉、しょうゆ、酒、かたくり粉と合わせて手で粘りが出るまでよく練り混ぜ、2つの小判形にまとめる。
2. フライパンにサラダ油を熱して①の肉を入れ、火が通るまで焼く。
3. 小なべにだしと調味料を煮立てて②の焼いたつくねを入れ、煮汁を肉にからめる。
4. 器に煮汁ごと盛り、ゆでたさやえんどうを添える。

食材を変える

つくねの煮物

普通の豚ひき肉 (80g) のつくねの煮物
High
塩分1.4g
254 kcal

赤身の豚ひき肉 (80g) のつくねの煮物
Low
塩分1.4g
183 kcal

71 kcal ダウン

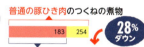
28% ダウン

普通の豚ひき肉のつくねの煮物　254
赤身の豚ひき肉のつくねの煮物　183

豚ひき肉80gの種類別エネルギー

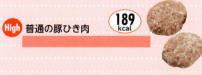

High 普通の豚ひき肉　**189 kcal**

Low 赤身の豚ひき肉　**118 kcal**　38%ダウン

Point!
さらに、おいしくエネルギーダウンする方法があります。豚ひき肉の半量を水きりした豆腐にしましょう。豆腐を加えるとやわらかい食感に仕上がり、子どもや高齢者にも喜ばれるはずです。

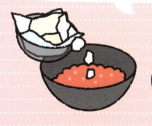

豆腐入りつくねの煮物

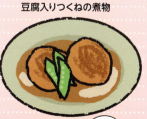

塩分1.4g　**195 kcal**

食材を変える

ハンバーグステーキ

ハンバーグステーキ
普通の合いびき肉を脂身の少ない赤身の合いびき肉にする。

Recipe

材料（1人分）
- 合いびき肉 …………100g
- 玉ねぎ ……………15g
- サラダ油 ……小さじ¼
- 生パン粉 ………大さじ1
- 卵 ……………⅛個分
- 塩 ……………少量 (0.8g)
- こしょう・ナツメグ‥各少量
- サラダ油 ………小さじ1¼

トマトソース(市販)‥大さじ1
グラッセ
- にんじん ……………40g
- 水 ………………適量
- バター …………小さじ½
- 塩 ……………少量 (0.2g)

ソテー
- さやいんげん ………25g
- サラダ油 ……小さじ¼
- 塩 ……………少量 (0.2g)

作り方
❶ 玉ねぎはみじん切りにし、透き通るまで油でいためる。ひき肉に玉ねぎとパン粉、卵、調味料を混ぜ、手で粘りが出るまでよく練る。小判形に整えて中央をくぼませる。
❷ フライパンに油を熱して①の肉を入れ、途中で裏返して中に火が通るまで焼く。
❸ 器にトマトソースを敷いてハンバーグを盛り、つけ合わせ（作り方 42、69ページ参照）を添える。

普通の合いびき肉（100g）のハンバーグ
High
塩分1.5g

赤身の合いびき肉（100g）のハンバーグ
Low
塩分1.5g

89kcal ダウン

389 kcal → **300 kcal**

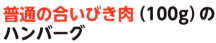
普通の合いびき肉のハンバーグ ▲300 ▲389
赤身の合いびき肉のハンバーグ
23% ダウン

Point!
さらに、ハンバーグをおいしくエネルギーダウンする方法があります。合いびき肉の半量を水きりした豆腐にしましょう。豆腐を加えるとやわらかい食感に仕上がり、子どもや高齢者にも喜ばれます。

豆腐入りハンバーグ
塩分1.5g
298 kcal

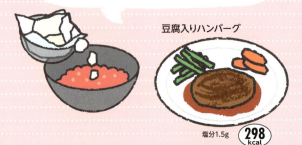

合いびき肉100gの種類別エネルギー

High 普通の合いびき肉（牛50g＋豚50g） **254 kcal**

Low 赤身の合いびき肉（牛50g＋豚50g） **165 kcal** **35% ダウン**

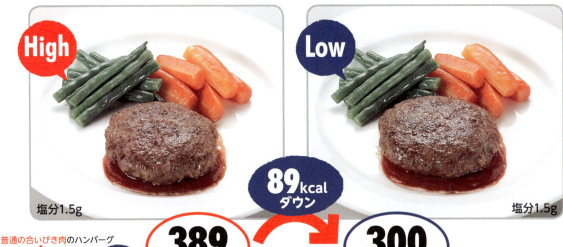

メンチカツ

普通の合いびき肉を
赤身の合いびき肉にする。

Recipe

材料（1人分）
合いびき肉 ………… 100g
玉ねぎ ………………… 20g
サラダ油 ………… 小さじ¼
a ┃ パン粉 ……… 大さじ1強
　┃ 卵 ………………… 少量
　┃ 塩 ………… 少量（0.8g）
　┃ こしょう ………… 少量

衣※ ┃ 小麦粉 ……… 小さじ2
　　┃ 卵 ………………… 少量
　　┃ 乾燥パン粉 … 大さじ3
揚げ油
キャベツ ……………… 30g
ミニトマト …………… 20g
レモン ……………… 適量
※衣は薄めにつける（116ページ参照）。

作り方
❶玉ねぎはみじん切りにしていため、あら熱をとる。
❷ひき肉、①、aを合わせてよく混ぜ、だ円形に形を整える。
❸小麦粉、卵、パン粉の順につけ、170℃に熱した油で揚げて火を通す。
❹キャベツをせん切りにして、皿にミニトマトとレモンとともに盛り、メンチカツを盛る。

食材を変える

メンチカツ

普通の合いびき肉（100g）の メンチカツ
High
塩分1.1g
445 kcal

赤身の合いびき肉（100g）の メンチカツ
Low
塩分1.1g
356 kcal

89 kcal ダウン

普通の合いびき肉のメンチカツ
356　445
赤身の合いびき肉のメンチカツ
20%ダウン

Point!
赤身の合いびき肉を売っていない場合、牛豚それぞれの赤身のひき肉、またはもも肉のひき肉を買って、自分でブレンドするとよいでしょう。

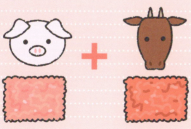
豚赤身ひき肉　＋　牛赤身ひき肉

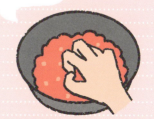

ツナサンド

ツナ油漬けをツナ水煮にする。

Recipe

材料（1人分）
- 食パン（8枚切り） 4枚（100g※）
- バター 10g
- ツナ缶詰め 70g
- きゅうり 30g
- マヨネーズ 小さじ1
- パセリ・ラディシュ 各適量

※耳を落とした重量。

作り方
1. きゅうりはあらく刻み、ツナと合わせてマヨネーズであえる。
2. 食パンの片側にバターを塗り、バターを塗った側に①を均等に広げてのせ、残りのパンではさむ。食べやすく切って皿に盛り、パセリとラディシュを添える。

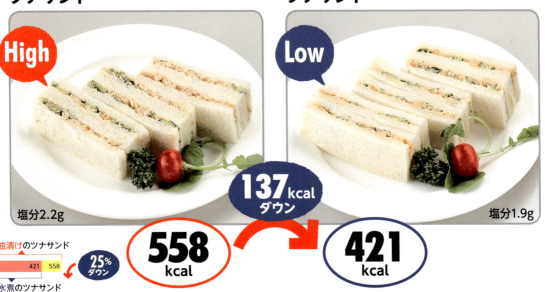

ツナ油漬けのツナサンド High 塩分2.2g **558 kcal**

ツナ水煮ツナサンド Low 塩分1.9g **421 kcal**

137 kcal ダウン

25% ダウン

Point!

ツナの缶詰めは、油漬けと水煮があり、大幅にエネルギーが違います。マヨネーズとあえるので、油漬けよりかえって水煮のほうが、油っぽさがなく、さっぱりとしたツナサンドが楽しめます。

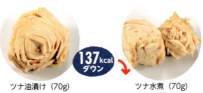

ツナ油漬け（70g） 187 kcal → 137 kcal ダウン → ツナ水煮（70g） 50 kcal

ハムサンド

ロースハムを
ボンレスハムにする。

サンドイッチの具もひとくふうするとエネルギーを下げることができます。

Recipe

材料（1人分）
食パン（8枚切り）
　　　　　　　　　　4枚（100g※）
バター　　　　　　　　　　10g
ハム　　　　　　　　　　　80g
サラダ菜　　　　　　　　　10g
パセリ・ラディシュ
　　　　　　　　　　　　各適量
※耳を落とした重量。

作り方
❶食パンの片側にバターを塗り、バターを塗った側にサラダ菜、ハムの順にのせ、残りのパンではさむ。
❷食べやすく切って皿に盛り、パセリとラディシュを添える。

食材を変える ハムサンド

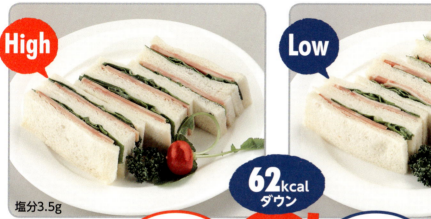

ロースハムのハムサンド High 塩分3.5g **498kcal**

ボンレスハムのハムサンド Low 塩分3.7g **436kcal**

62kcalダウン

ロースハムのハムサンド 498
ボンレスハムのハムサンド 436
12%ダウン

Point !

ハムは種類によって意外とエネルギーの差があります。右記の表を参考にして食材を選びましょう。

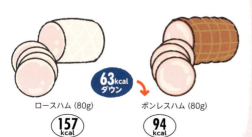

ロースハム（80g）157kcal → **63kcalダウン** → ボンレスハム（80g）94kcal

肉加工品（100g）のエネルギーランキング

順位	種類	エネルギー
1	ボンレスハム	118kcal
1	プレスハム	118kcal
3	ショルダーベーコン	186kcal
4	ロースハム	196kcal
5	骨つきハム	219kcal
6	ショルダーハム	231kcal
7	生ハム（促成）	247kcal
8	生ハム（長期熟成）	268kcal
9	ベーコン	405kcal

かぼちゃのポタージュ

仕上げの生クリームを牛乳にする。

Recipe

材料（1人分）
- 西洋かぼちゃ ……… 60g※
- 玉ねぎ ……………… 5g
- バター ……………… 小さじ1
- スープ
  - 固形ブイヨン …… 1/4個
  - 水 ………………… 3/4カップ
- 牛乳 ………………… 大さじ1
- 塩 …………………… 少量（0.5g）

※種とわたと皮を除いた分量。

作り方
1. かぼちゃは5mm厚さに切る。玉ねぎは薄切りにする。
2. なべにバターと玉ねぎを入れて火にかけ、中弱火で玉ねぎが透き通るまでいためる。
3. かぼちゃを加えていため、油がなじんだらスープを加えてやわらかくなるまで煮る。
4. ミキサーなどでピュレにし、なべに戻し入れて弱火にかけて牛乳と塩を加え、沸騰直前に火を消す。

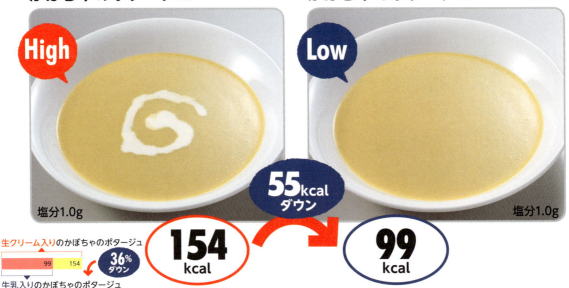

生クリーム入りの かぼちゃのポタージュ　**High**　塩分1.0g　**154 kcal**

牛乳入り の かぼちゃのポタージュ　**Low**　塩分1.0g　**99 kcal**

55kcal ダウン

生クリーム入りのかぼちゃのポタージュ 154 / 牛乳入りのかぼちゃのポタージュ 99　**36% ダウン**

生クリームと牛乳の栄養価

- **High** 生クリーム大さじ1 …… 65 kcal
- **Low** 牛乳大さじ1 …… 10 kcal　**85% ダウン**

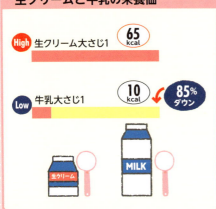

Point!

生クリームは45％が脂質であり、牛乳の6.5倍のエネルギーがある。生クリームを仕上げに垂らしたポタージュはコクが出ておいしいのですが、エネルギーを下げたいなら牛乳にしましょう。さっぱりとした味わいで、かぼちゃの味そのものが楽しめます。

食材を変える　かぼちゃのポタージュ

調理法を変える

　同じ分量の材料を使っても、料理のしかたによってエネルギーが変わります。肉は、調理によって脂質が落ちてエネルギーが減ったり、反対に調理に使った調味料や油などが加わってエネルギーが増えたりします。魚も同様で、ムニエルやフライ、天ぷらのように粉や油が加わるとその分だけ、エネルギーも増えます。調理法を選んだり、エネルギーが高くなる調理のときは、低エネルギーの食材を選んだり、食材の量を調整したりしましょう。

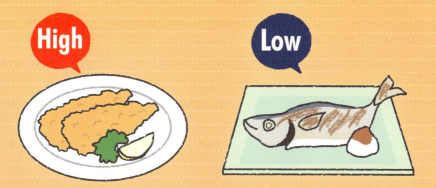

High　　　Low

調理法を変える　肉（牛肉）

調理法別　肉料理のエネルギー比較

同じ分量の材料を使っても料理の仕方によってエネルギーが変わる。
肉の場合、調理によって脂質が落ちてエネルギーが減ったり、
反対に調理に使った調味料や油などが加わってエネルギーが増えたりする。

牛もも肉（脂身つき）100gを使って

●写真右下は調理に使用した調味料や食材。

❶ ゆでる

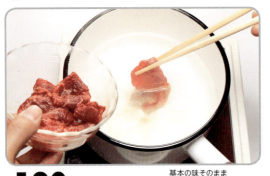

基本の味そのまま

190 kcal　塩分0.1g

牛肉の調理後の変化　●エネルギー －9%　●脂質 －15%

❷ 蒸す

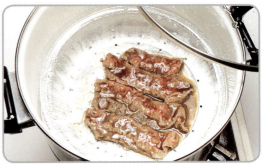

塩……少量（0.8g）

190 kcal　塩分0.9g

牛肉の調理後の変化　●エネルギー －9%　●脂質 －15%

❺ 煮る

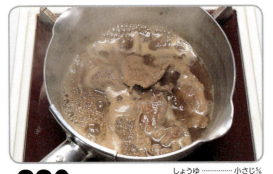

しょうゆ……小さじ⅚
みりん……小さじ⅔

220 kcal　塩分0.8g

牛肉の調理後の変化　●エネルギー 0%　●脂質 0%

❻ いためる（鉄のフライパン）

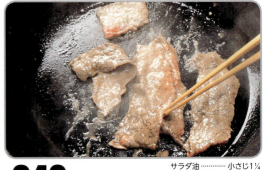

サラダ油……小さじ1¼
塩……少量（0.8g）

242 kcal　塩分0.9g

牛肉の調理後の変化　●エネルギー －6%　●脂質 －5%

調理法を変える　肉（牛肉）

牛もも肉（脂身つき）100g

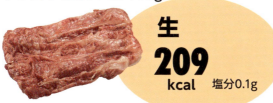

生 **209** kcal　塩分0.1g

❸ 網焼き

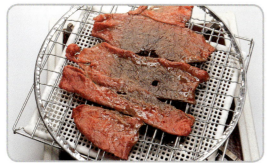

塩 …………… 少量 (0.8g)

192 kcal　塩分0.9g

牛肉の調理後の変化　●エネルギー －8%　●脂質 －1%

❹ いためる（フッ素樹脂加工のフライパン）

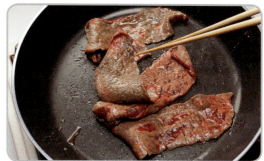

サラダ油 ………… 小さじ½
塩 …………… 少量 (0.8g)

214 kcal　塩分0.9g

牛肉の調理後の変化　●エネルギー －6%　●脂質 －5%

❼ 揚げる

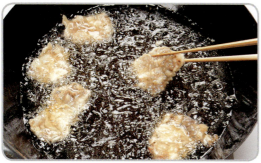

しょうゆ ………… 小さじ⅚
みりん ………… 小さじ½
小麦粉 ………… 大さじ1強
卵 …………………… 少量
揚げ油 …………（吸油量 15g）

330 kcal　塩分0.8g

牛肉の調理後の変化　●エネルギー －37%　●脂質 －16%

牛もも肉100gの調理法別エネルギーランキング

生肉に対して

❶	ゆでる	**190** kcal	塩分 0.1g	－9%
❷	蒸す	**190** kcal	塩分 0.9g	－9%
❸	網焼き	**192** kcal	塩分 0.9g	－8%
❹	いためる フッ素樹脂加工のフライパン	**214** kcal	塩分 0.9g	＋2%
❺	煮る	**220** kcal	塩分 0.8g	＋5%
❻	いためる	**242** kcal	塩分 0.9g	＋16%
❼	揚げる	**330** kcal	塩分 0.8g	＋58%

調理法別　魚料理のエネルギー比較

同じ分量の材料を使っても料理の仕方によってエネルギーが変わる。
同じ魚でも、ムニエルやフライ、天ぷらのように粉や油が加わるとその分だけ、
エネルギーも増える。

調理法を変える　魚（アジ）

アジ一尾160gを使って

● 写真右下は調理に使用した調味料や食材。

❶ 塩焼き

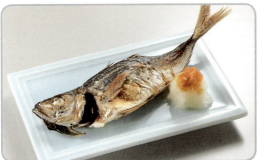

92 kcal　塩分1.1g

塩 ……………… 少量（0.6g）
大根 …………………… 30g
しょうゆ ………… 小さじ1/3

❷ 刺し身

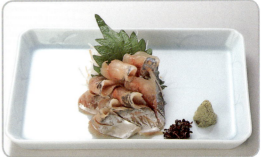

96 kcal　塩分1.1g

大根 …………………… 20g
しその葉・紅たで・わさび
　　　　　　　　　各適量
しょうゆ …………… 小さじ1

❺ ムニエル

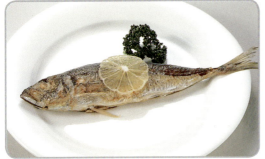

133 kcal　塩分0.8g

塩 ……………… 少量（0.6g）
小麦粉 …………… 小さじ1
サラダ油 ……… 小さじ1弱
レモン・パセリ …… 各適量

❻ から揚げ

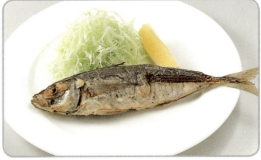

159 kcal　塩分0.8g

塩 ……………… 少量（0.6g）
小麦粉 …………… 小さじ1
揚げ油
キャベツ ……………… 30g
レモン ………………… 適量

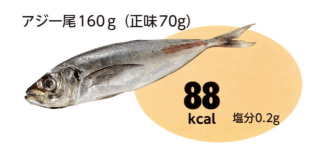

アジ一尾160g（正味70g）

88 kcal　塩分0.2g

アジ100gの調理法別エネルギーランキング			
	アジ・生	88 kcal	生に対して
①	塩焼き	92 kcal	＋5％
②	刺し身	96 kcal	＋9％
③	たたき	97 kcal	＋10％
④	煮つけ	104 kcal	＋18％
⑤	ムニエル	133 kcal	＋51％
⑥	から揚げ	159 kcal	＋81％
⑦	天ぷら	227 kcal	＋158％
⑧	フライ	245 kcal	＋178％

調理法を変える　魚（アジ）

❸ たたき

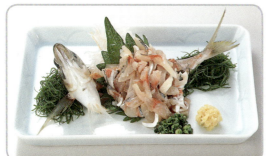

97 kcal　塩分1.1g

- 大根……………………20g
- しその葉・おごのり・あさつき・しょうが……各適量
- しょうゆ……………小さじ1

❹ 煮つけ

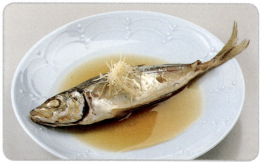

104 kcal　塩分1.1g

- しょうゆ……………小さじ1
- 砂糖…………………小さじ1
- しょうが………………適量

❼ 天ぷら

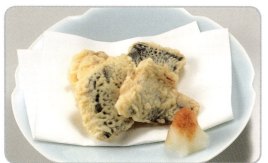

227 kcal　塩分1.1g

- 塩………………少量（0.6g）
- 小麦粉………………大さじ1弱
- 卵……………少量　揚げ油
- 大根……………………30g
- しょうゆ……………小さじ⅓

❽ フライ

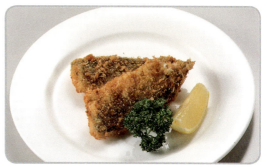

245 kcal　塩分0.9g

- 塩………………少量（0.6g）
- 小麦粉………………小さじ1強
- 卵………………………少量
- パン粉…大さじ2強　揚げ油
- レモン・パセリ………各適量

調理法別　揚げ物のエネルギー比較

油が気になる揚げ物は、揚げ物の種類によってエネルギーが変わる。それは衣などによって、吸油量※が違ってくるからである。揚げ方や衣のつけ方を変えることでエネルギーを減らすことができる。

鶏胸肉（皮なし）70g
81 kcal　塩分0.1g

鶏胸肉（皮なし）70g（3つに切る）を使って

※吸油量＝（揚げた後の脂質量）−（揚げる前の材料の脂質量）
吸油率＝揚げる前の主材料（衣などは含まない）に対する吸油量の割合

●写真右下は調理に使用した調味料や食材。

❶ 素揚げ

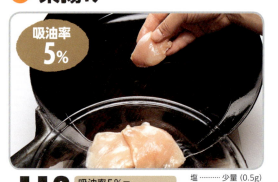

吸油率 5%

113 kcal　塩分0.6g
吸油率5%＝吸油量3.5g　32kcal
塩………少量(0.5g)

❷ から揚げ

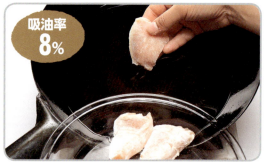

吸油率 8%

146 kcal　塩分0.6g
吸油率8%＝吸油量5.6g　52kcal
塩………少量(0.5g)
かたくり粉………4g

❸ 天ぷら

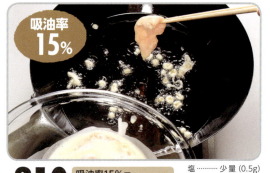

吸油率 15%

210 kcal　塩分0.6g
吸油率15%＝吸油量10.5g　97kcal
塩………少量(0.5g)
小麦粉………7g
卵………4g

❹ フライ

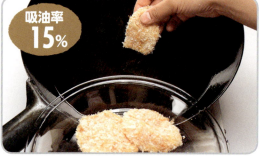

吸油率 15%

221 kcal　塩分0.7g
吸油率15%＝吸油量10.5g　97kcal
塩………少量(0.5g)
小麦粉………3g
卵………4g
パン粉………7g

調理法を変える

揚げ物のエネルギー比較

Point 1 調理法別エネルギー、吸油量比較
鶏胸肉（皮なし）70g（3つに切る）を使って

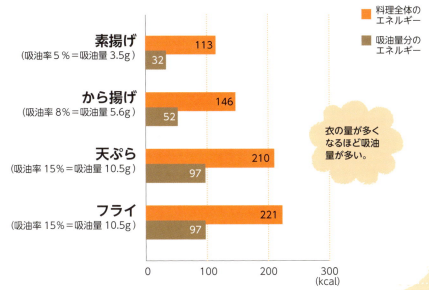

- 素揚げ（吸油率5％＝吸油量3.5g）：料理全体のエネルギー 113 kcal／吸油量分のエネルギー 32 kcal
- から揚げ（吸油率8％＝吸油量5.6g）：146 kcal／52 kcal
- 天ぷら（吸油率15％＝吸油量10.5g）：210 kcal／97 kcal
- フライ（吸油率15％＝吸油量10.5g）：221 kcal／97 kcal

衣の量が多くなるほど吸油量が多い。

Point 2 から揚げ、フライのエネルギー比較
鶏胸肉（皮なし）70g（3つに切る）を使って

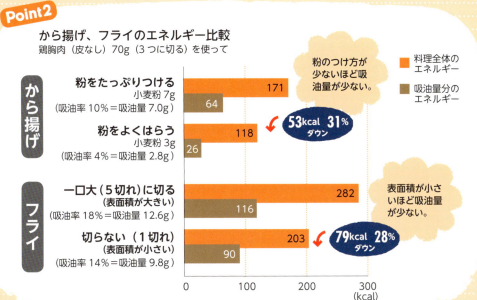

から揚げ
- 粉をたっぷりつける　小麦粉7g（吸油率10％＝吸油量7.0g）：171 kcal／64 kcal
- 粉をよくはらう　小麦粉3g（吸油率4％＝吸油量2.8g）：118 kcal／26 kcal
- 53 kcal 31％ダウン

粉のつけ方が少ないほど吸油量が少ない。

フライ
- 一口大（5切れ）に切る（表面積が大きい）（吸油率18％＝吸油量12.6g）：282 kcal／116 kcal
- 切らない（1切れ）（表面積が小さい）（吸油率14％＝吸油量9.8g）：203 kcal／90 kcal
- 79 kcal 28％ダウン

表面積が小さいほど吸油量が少ない。

調理法を変える ／ いため物

調理法別　いため物のエネルギー比較

いため物のエネルギーを下げるには、油の量が少なくてすむ器具を使ったり、材料を下処理をしたりするとよい。

野菜100gを使って

フライパンの種類によって、いためるために必要な油の量が違う。

油なれした鉄のフライパン

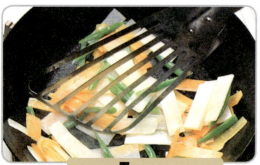

109 kcal　塩分0.8g
油は材料の **5**％＝いため油小さじ1¼（5g）　46kcal

油なれしていない鉄のフライパン

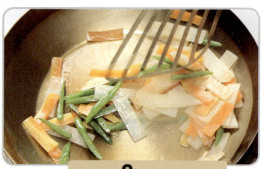

136 kcal　塩分0.8g
油は材料の **8**％＝いため油小さじ2（8g）　74kcal

フッ素樹脂加工のフライパン

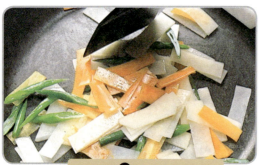

81 kcal　塩分0.8g
油は材料の **2**％＝いため油小さじ½（2g）　18kcal

Point 1　フライパンの種類別エネルギー比較

野菜100gを使って

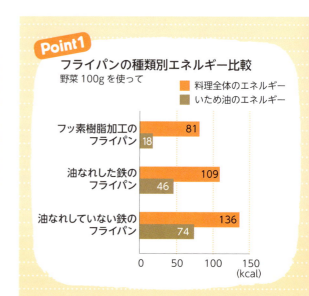

- 料理全体のエネルギー
- いため油のエネルギー

フライパン	料理全体	いため油
フッ素樹脂加工のフライパン	81	18
油なれした鉄のフライパン	109	46
油なれしていない鉄のフライパン	136	74

(kcal)

Recipe

野菜のいため物
材料（1人分）
- じゃが芋 ……………… 70g
- にんじん ……………… 20g
- さやいんげん ………… 10g
- 塩 ……………… 少量 (0.8g)
- こしょう ……………… 少量
- サラダ油（いため油）

作り方
① じゃが芋とにんじんは、1×3cmの短冊切りにする。さやいんげんは5mm幅の斜め切りにする。
② フライパンに油を熱し、①の材料を入れていため、火が通ったら塩とこしょうをしていため合わせ、器に盛る。

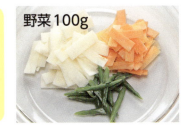
野菜100g

調理法を変える
いため物

野菜をゆでたり、細かく切ったりしてからいためると、少量の油でもおいしく仕上がる。

● 油なれした鉄のフライパンを使って。

生のままいためる
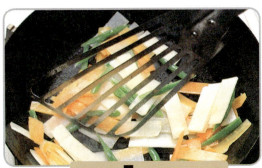
109 kcal　油は材料の**5**%＝いため油小さじ1¼（5g）　46kcal
塩分0.8g

ゆでてからいためる
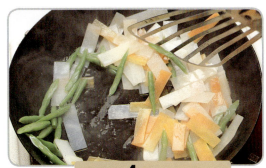
100 kcal　油は材料の**4**%＝いため油小さじ1（4g）　37kcal
塩分0.8g

せん切りにしていためる
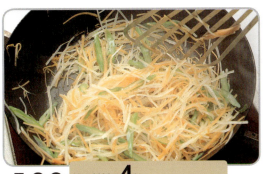
100 kcal　油は材料の**4**%＝いため油小さじ1（4g）　37kcal
塩分0.8g

Point 2
調理法別エネルギー比較
野菜100gを使って

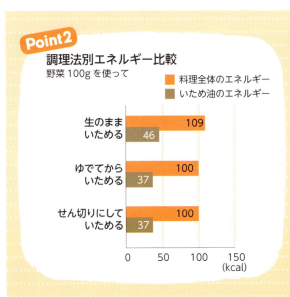

凡例：料理全体のエネルギー／いため油のエネルギー

調理法	料理全体	いため油
生のままいためる	109	46
ゆでてからいためる	100	37
せん切りにしていためる	100	37

(kcal)

調理法を変える

牛肉の七味焼き

フライパンで焼かずに網焼きにする。

Recipe

材料（1人分）
牛ロース肉（薄切り）……100g
漬け汁
　しょうゆ……小さじ1
　砂糖……小さじ½
　酒……小さじ1
　白ごま……小さじ½
　ねぎ・赤とうがらし……各少量
サラダ菜・レモン……各適量

作り方
❶ ごまはいって半ずりにし、ねぎと赤とうがらしはみじん切りにする。
❷ 漬け汁の材料を混ぜ合わせて牛肉を漬け込み、ときどき混ぜて10〜15分おく。
❸ 充分に熱した焼き網またはグリルで、牛肉の両面を焼く。
❹ 皿にサラダ菜を敷き、焼いた牛肉を盛り、レモンを添える。

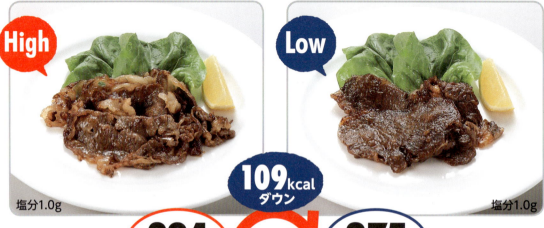

鉄のフライパンで焼いた牛肉（100g）の七味焼き High 塩分1.0g 384kcal

網焼きにした牛肉（100g）の七味焼き Low 塩分1.0g 275kcal

109kcalダウン

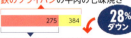

鉄のフライパンの牛肉の七味焼き 384
網焼きの牛肉の七味焼き 275
28%ダウン

Point 1

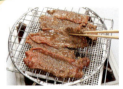

"網焼き"は、肉の脂質が落ちるため、24％の脂質が減り、それに伴って肉のエネルギーも20％減る。しかも、焼くための油（5g＝46kcal）も必要ありません。

牛肩ロース肉（生・薄切り100g）の網焼き後の変化

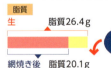

脂質
生 脂質26.4g
網焼き後 脂質20.1g
24%ダウン

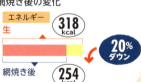

エネルギー
生 318kcal
網焼き後 254kcal
20%ダウン

Point 2

フッ素樹脂加工のフライパンで焼くと、使用するいため油が、鉄のフライパンの半分ですむので、その分、エネルギーをおさえることができます。

油の使用量
鉄のフライパンの場合、油5g → 46kcal
フッ素樹脂加工のフライパンの場合、油2g → 18kcal
28kcalダウン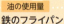

フッ素樹脂加工のフライパンで焼いた牛肉（100g）の七味焼き

塩分1.0g 357kcal

肉団子のあんかけ

肉団子は揚げずに蒸す。

Recipe

材料（1人分）

肉団子
- 豚ひき肉 ……………100g
- ねぎ・しょうがの搾り汁 …… 各適量
- しょうゆ …… 小さじ½
- 酒 …………… 小さじ1
- かたくり粉 …… 小さじ⅓

あん
- だし ………… ¼カップ
- しょうゆ …… 小さじ⅔
- 砂糖 ………… 小さじ1
- かたくり粉 … 小さじ1
- 水 …………… 小さじ2

さやいんげん（ゆでる）…15g

作り方
1. 肉団子の材料を合わせ、粘りが出るまでよく混ぜ、団子に丸める。
2. ①を蒸し器に並べ、中に火が通るまで8〜10分蒸し、器に盛る。
3. なべにだし、しょうゆ、砂糖を合わせて煮立て、水どきかたくり粉でとろみをつけてあんを作り、②にかける。さやいんげんを添える。

調理法を変える — 肉団子のあんかけ

肉団子を揚げた肉団子（100g）のあんかけ — High — 塩分1.2g — **334 kcal**

肉団子を蒸した肉団子（100g）のあんかけ — Low — 塩分1.2g — **245 kcal**

89 kcal ダウン

揚げた肉団子のあんかけ 334 → 蒸した肉団子のあんかけ 245　**27%ダウン**

Point 1

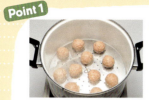

肉団子は、"揚げる""蒸す""煮る（ゆでる）"などさまざまな料理法が楽しめますが、"蒸す"が最もエネルギーが低くなります。蒸す途中で肉の脂質が落ちて約6％が減り、その分、肉のエネルギーが約11％低くなります。

肉団子（100g）の蒸した後の変化

脂質：生 脂質17.2g／蒸した後 脂質16.2g　**6%ダウン**

エネルギー：生 236 kcal／蒸した後 210 kcal　**11%ダウン**

Point 2

さらにエネルギーを下げたい場合は、赤身の豚ひき肉にしましょう。

赤身ひき肉に変更し肉団子を蒸した肉団子のあんかけ — さらにダウン — **169 kcal** — 塩分1.2g — **49%ダウン**

調理法を変える ソーセージ

ソテーせずにゆでる。

Recipe

材料（1人分）
- 生ソーセージ……100g(2本)
- つけ合わせ
  - キャベツ……………50g
  - バター…………小さじ½
  - 白ワイン………小さじ1弱
  - 酢……………小さじ⅖
  - 塩…………少量(0.3g)
- マスタード……………適量

作り方
1. ソーセージは、たっぷりの熱湯で火が通るまでゆでる。
2. つけ合わせのキャベツはせん切りにしてバターでいため、他の調味料を加え、ふたをして蒸し煮にする。
3. あつあつのソーセージとキャベツを盛り合わせ、マスタードを添える。

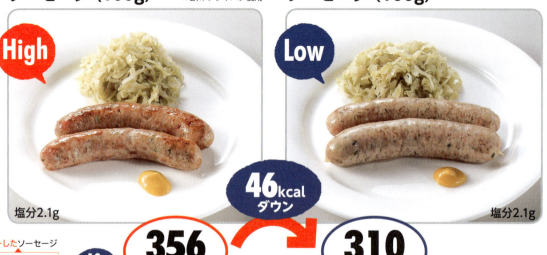

ソテーした ソーセージ (100g) ※鉄のフライパン使用
High
塩分2.1g
356 kcal

ゆでた ソーセージ (100g)
Low
塩分2.1g
310 kcal

46kcal ダウン

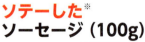
13% ダウン

Point 1

ソーセージをゆでると、ソテーに使う油（5g＝46kcal）が必要ないのでエネルギーを下げられます。

Point 2

ソテーする場合は、フッ素樹脂加工のフライパンを使い、ソテー用の油2g（小さじ1/2）でソテーするとよいでしょう。

フッ素樹脂加工のフライパンでソテーした ソーセージ (100g)

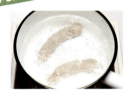
塩分2.1g
328 kcal

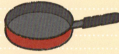

豚肉の角煮

豚肉を下ゆでする。

Recipe

材料（1人分）
豚バラ肉（かたまり）…150g
ゆで汁
｛水・ねぎ・しょうが‥各適量
　酒……………………小さじ2
サラダ油……………小さじ2
煮汁｛しょうゆ……大さじ1½
　　　砂糖…………大さじ1⅓
　　　酒……………大さじ1
練りがらし……………適量

● 2〜4人分まとめ作りをすると作りやすい。

作り方
① 豚肉はかたまりのまま、ゆで汁に入れて10〜15分下ゆでし、3つに切る。
② なべにサラダ油を熱し、①の肉をいため、焼き色をつける。
③ なべの油を捨てて、しょうゆと砂糖、酒を加え、味がなじんで中まで火が通るまで煮る。
④ 器に盛り、からしをのせる。

調理法を変える　豚肉の角煮

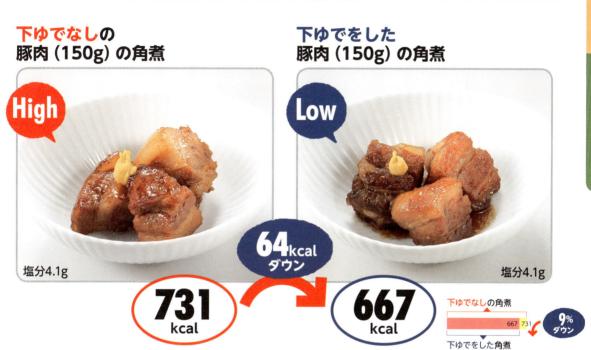

下ゆでなしの豚肉（150g）の角煮　High　塩分4.1g　**731** kcal

下ゆでをした豚肉（150g）の角煮　Low　塩分4.1g　**667** kcal

64 kcal ダウン

下ゆでなしの角煮 731 / 下ゆでをした角煮 667　**9%ダウン**

Point！

下ゆですると肉の脂質が湯の中にとけ出ます。
その分、肉のエネルギーも下がります。

豚バラ肉（生・かたまり150g）の下ゆで後の変化

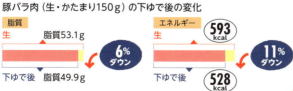

脂質　生 脂質53.1g　下ゆで後 脂質49.9g　**6%ダウン**
エネルギー　生 593kcal　下ゆで後 528kcal　**11%ダウン**

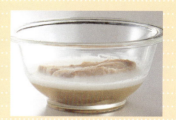

豚肉のゆで汁を冷やしかためたもの。上部の白い部分が脂質の層。

調理法を変える

ベーコンエッグ

ベーコンをカリカリにいためる。

Recipe

材料（1人分）
- 卵 ………………………… 1個
- ベーコン ………… 1枚 (15g)
- サラダ油 …… 小さじ½ (2g)
- パセリ …………………… 適量

作り方
① フライパンにサラダ油を熱し、ベーコンを入れ、ときどき返しながらベーコンから脂が充分に出てカリカリになるまで焼いて、とり出す。焦がさないように火加減に注意する。
② フライパンの油を捨てて卵を静かに落とし入れ、好みの焼き加減に焼く。
③ 器に目玉焼きを盛ってカリカリに焼いたベーコンを添え、パセリを飾る。

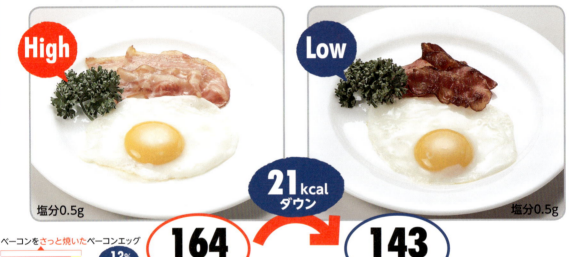

ベーコン (15g) を**さっと焼いた**ベーコンエッグ **High** 塩分0.5g **164 kcal**

ベーコン (15g) を**カリカリに焼いた**ベーコンエッグ **Low** 塩分0.5g **143 kcal**

21 kcal ダウン

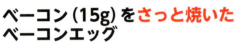
ベーコンをさっと焼いたベーコンエッグ 143 164　**13% ダウン**
ベーコンをカリカリに焼いたベーコンエッグ

Point 1

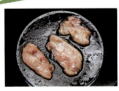

ベーコンをカリカリにいためるとベーコンの脂が出るので、焼く油が少なくてすみ、その分エネルギーを下げることができます。また、風味も出て独特の味わいになります。

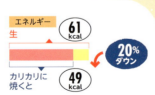

エネルギー
- 生 **61 kcal**
- カリカリに焼くと **49 kcal**
- **20% ダウン**

油の使用量
- さっと焼く場合 サラダ油3g **28 kcal**
- カリカリに焼く場合 サラダ油2g **18 kcal**
- **10 kcal ダウン**

Point 2

さらにエネルギーを下げたい場合は、ポーチドエッグにするとよいでしょう。

作り方／沸騰湯に酢を加え、卵を静かに割り入れる。散った白身を卵の中央に寄せ、好みのかたさにゆでて上下を返す。卵をすくいとって器に盛る。ベーコンは一口大に切ってさっとゆで、卵に添える。

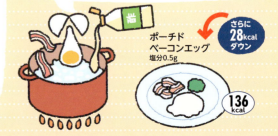

ポーチドベーコンエッグ 塩分0.5g **さらに 28 kcal ダウン** **136 kcal**

ミートサンド
具のビーフカツを焼き肉にする

サンドイッチの具もひとくふうするとエネルギーを下げることができます。いつもの味をアレンジすることで、新しい味わいのサンドイッチを発見できます。

調理法を変える　ミートサンド

カツサンド
High
塩分3.0g
857 kcal

焼き肉サンド
Low
塩分2.5g
607 kcal

250kcal ダウン

カツサンド 857 / 焼き肉サンド 607　**29%ダウン**

Point!
ビーフカツや豚カツをサンドイッチにしたものはボリュームがあるが高エネルギー。エネルギーを下げるには、肉は揚げずに焼き肉にしてみましょう。肉の満足感はそのままに、エネルギーを下げることができます。

Recipe
カツサンド
材料（1人分）
- 牛肩ロース肉2枚（100g）
- 塩 ………… 少量（0.8g）
- 衣 ┌ 小麦粉 ……… 大さじ½
- 　 │ 卵 …………… 少量
- 　 └ パン粉 ……… 大さじ2
- 揚げ油
- 食パン（8枚切り）……… 4枚（100g※）
- バター ……………… 10g
- ウスターソース … 大さじ½
- レタス ……………… 20g
- パセリ・ラディシュ … 適量

※耳を落とした重量

作り方
❶牛肉は塩をふって下味をつけ、衣を小麦粉、卵、パン粉の順にまぶし、175℃に熱した揚げ油で揚げて火を通す。全体にウスターソースをかける。
❷食パンの片側にバターを塗り、バターを塗った側にレタス、ビーフカツを重ね、残りのパンではさむ。食べやすく切って皿に盛り、パセリとラディシュを添える。

Recipe
焼き肉サンド
材料（1人分）
- 牛もも肉 ……… 100g
- ┌ しょうゆ …… 小さじ1
- └ みりん ……… 小さじ½
- サラダ油 …… 小さじ1¼（5g）
- 食パン（8枚切り）……… 4枚（100g※）
- バター ……………… 10g
- レタス ……………… 20g
- パセリ・ラディシュ … 適量

※耳を落とした重量

作り方
❶牛肉は食べやすい大きさに切ってしょうゆとみりんをからめて下味をつけ、サラダ油でいためる。
❷食パンの片側にバターを塗り、バターを塗った側にレタス、①の焼き肉を重ね、残りのパンではさむ。食べやすく切って皿に盛り、パセリとラディシュを添える。

調理法を変える

スパゲティミートソース

スパゲティ ミートソース

ゆでためんはいためずに、ゆでたてをそのまま盛る。

Recipe

材料（1人分）
スパゲティ（乾）……80g

ミートソース
{
牛ひき肉……50g
ベーコン……¼枚（5g）
玉ねぎ……30g
にんじん……15g
セロリ……少量（5g）
マッシュルーム少量（5g）
にんにく……少量
バター……小さじ1¼
小麦粉……小さじ⅓
白ワイン……大さじ1
トマトピュレ……大さじ1⅔
}

スープ
{
固形ブイヨン……⅛個
水……½カップ
塩……小さじ⅙
}

※2〜4人分まとめて作ると作りやすい。冷凍保存可能。

作り方
❶ベーコン、玉ねぎ、にんじん、セロリ、マッシュルーム、にんにくはみじん切りにしてバターでいため、小麦粉をふり入れ、さらにひき肉を加えていためる、白ワイン、トマトピュレ、スープを加えて30〜40分煮込み、塩で調味する。
❷スパゲティは塩少量（分量外）を入れた湯でゆでて皿に盛り、①のミートソースをかける。

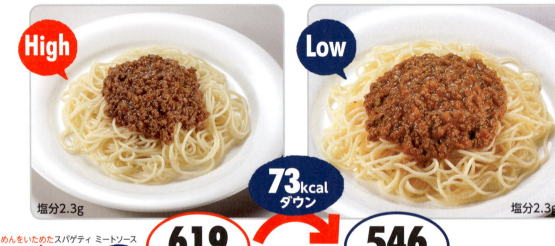

めんをいためた スパゲティ ミートソース High 塩分2.3g **619 kcal**

めんをゆでただけの スパゲティ ミートソース Low 塩分2.3g **546 kcal**

73 kcal ダウン

めんをいためたスパゲティ ミートソース 619
めんをゆでただけのスパゲティ ミートソース 546
12% ダウン

Point 1

スパゲティはゆでたあと、サラダ油でいためずに、ゆでたてを皿に盛りましょう。めんがさめるとかたくなってくっつくので、温かいうちに食べましょう。

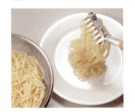

スパゲティ（乾・80g）をゆでたあと、油（8g）でいためる。 **377 kcal**

74 kcal ダウン

スパゲティ（乾・80g）をゆでたあと、すぐに盛る。 **303 kcal**

Point 2

さらにエネルギーを減らしたい場合は、スパゲティの量を減らしましょう。

スパゲティ（乾）80g **303 kcal**

76 kcal ダウン

スパゲティ（乾）60g **227 kcal**

五目ラーメン

具をいためずにゆでる。

Recipe

材料（1人分）
- インスタントラーメン（乾） 1袋（90g）
- 豚もも肉 50g
- キャベツ 50g
- もやし 30g
- にんじん 10g
- きくらげ 少量

作り方
1. 豚肉とキャベツは一口大に切る。
2. にんじんは短冊切りにする。
3. きくらげは水でもどして細長く切る。
4. 湯を沸かし、肉、キャベツ、もやし、にんじん、きくらげの順にゆでて、とり出す。
5. ④のゆで汁にラーメンを入れてゆで、添付のスープの調味料を加える。温めたどんぶりに盛って④の具をのせる。

調理法を変える　五目ラーメン

具をいためた五目ラーメン　**High**
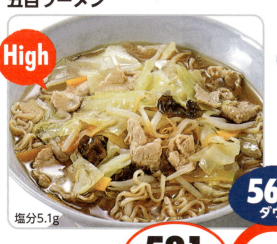
塩分5.1g
581 kcal

具をゆでた五目ラーメン　**Low**
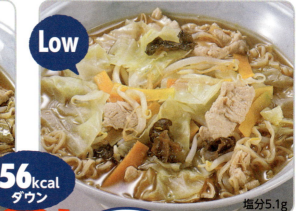
塩分5.1g
525 kcal

56 kcal ダウン

具をいためた五目ラーメン 525　581 **10%ダウン**
具をゆでた五目ラーメン

Point 1
野菜を油でいためずにゆでましょう。あるいは、フッ素樹脂加工のフライパンで油を使わずにいためてもよいでしょう。

油（6g）でいためた具　　ゆでた具
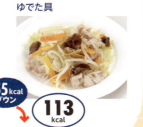
168 kcal　→ **55 kcal ダウン** →　**113 kcal**

Point 2
さらにエネルギーを下げたいときは、めんの量を減らすとよいでしょう。大幅にエネルギーダウンできます。

インスタントラーメン　　インスタントラーメン
1袋（90g）　　　　　　2/3袋（60g）
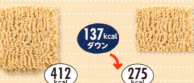
412 kcal → **137 kcal ダウン** → **275 kcal**

食材と調理法を変える ビーフシチュー

ビーフシチュー

牛リブロース肉を赤身肉の牛もも肉（皮下脂肪なし）にする。肉を鉄のフライパンではなく、フッ素樹脂加工のフライパンでソテーする。

Recipe

材料（1人分）
- 牛肉（角切り）…100g
- 塩…………少量（0.5g）
- こしょう…………少量
- サラダ油…小さじ½(2g)
- 小麦粉…………小さじ⅔
- トマトピュレ大さじ1¼弱
- 赤ワイン………小さじ1

スープ
- 固形ブイヨン……¼個
- 水……………1カップ
- 小玉ねぎ…………40g
- 塩………少量（0.8g）
- さやえんどう（ゆでたもの）……………10g

作り方
1. 牛肉は塩とこしょうで下味をつける。
2. フッ素樹脂加工のフライパンに油を熱し、①の肉を入れて強火でいため、表面に焼き色がついたら煮込みなべに移す。小麦粉をふり入れ、ピュレ、ワイン、スープを加えて肉がやわらかくなるまで約1時間煮る。途中で煮汁が少なくなったら水を足す。
3. 小玉ねぎを加え、やわらかくなったら塩で調味し、器に盛ってさやえんどうを散らす。

鉄のフライパンで牛リブロース肉（100g）をソテーしたビーフシチュー — High — 塩分1.8g — **492 kcal**

フッ素樹脂加工のフライパンで牛もも肉・皮下脂肪なし（100g）をソテーしたビーフシチュー — Low — 塩分1.8g — **237 kcal**

255kcal ダウン

鉄のフライパンで牛リブロース肉をソテーしたビーフシチュー → フッ素樹脂加工のフライパンで牛もも肉・皮下脂肪なしをソテーしたビーフシチュー **52%ダウン**

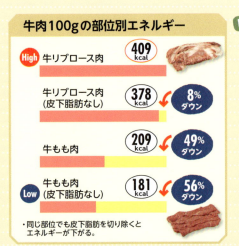

牛肉100gの部位別エネルギー

- High 牛リブロース肉 **409 kcal**
- 牛リブロース肉（皮下脂肪なし） **378 kcal** 8%ダウン
- 牛もも肉 **209 kcal** 49%ダウン
- Low 牛もも肉（皮下脂肪なし） **181 kcal** 56%ダウン

・同じ部位でも皮下脂肪を切り除くとエネルギーが下がる。

Point 1 肉をエネルギーの低い部位にしましょう（12ページ参照）。

Point 2 フッ素樹脂加工のフライパンなら、肉をいためるための油がいらないか、鉄のフライパンの半量程度ですみます。

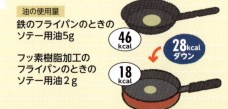

油の使用量
- 鉄のフライパンのときのソテー用油5g **46kcal**
- フッ素樹脂加工のフライパンのときのソテー用油2g **18kcal**
- **28kcalダウン**

ステーキ

牛サーロイン肉を赤身肉の牛もも肉（皮下脂肪なし）にする。フライパンでソテーせずに網焼きにする。

Recipe

材料（1人分）
- 牛肉（ステーキ用）……1枚（100g）
- 塩……少量（0.8g）
- 粉吹き芋
  - じゃが芋……70g
  - 塩……少量（0.3g）
- にんじんのグラッセ
  - にんじん……40g
  - 水……適量
  - バター……小さじ½
  - 塩……少量（0.2g）
- さやえんどうのソテー
  - さやえんどう……25g
  - サラダ油……小さじ¼
  - 塩……少量（0.2g）

作り方
① 牛肉は両面に塩をふる。
② 焼き網またはグリルの網を充分に熱し、①の牛肉の両面を焼いて好みの焼き加減にする。
③ じゃが芋はやわらかくゆでてゆで汁を捨て、火にかけて水分をとばして粉を吹かせ、塩をふる。
④ にんじんはシャトーに切り、ひたひたの水、バター、塩を加えてやわらかく煮る。
⑤ さやえんどうは筋を除き、ゆでて油でいため、塩で調味する。
⑥ 肉とつけ合わせを盛り合わせる。

食材と調理法を変える ステーキ

牛サーロイン肉（100g）をソテーしたステーキ
High
塩分1.6g
499 kcal

牛もも肉・皮下脂肪なし（100g）を網焼きにしたステーキ
Low
塩分1.6g
282 kcal

217 kcal ダウン

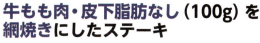

サーロイン肉をソテーしたステーキ
牛もも肉・皮下脂肪なしを網焼きにしたステーキ
282　499
43%ダウン

Point 1

肉をエネルギーの低い部位にしたり（12ページ参照）、油を使わない調理法にしたりすると大幅にエネルギーを下げることができます。ソテーを網焼きにすると、焼くための油（4g=37kcal）も必要ない分、エネルギーを減らすことができます。

調理法	牛サーロイン肉 (High)	牛もも肉・皮下脂肪なし	牛ヒレ肉 (Low)
ソテー (High)	371 kcal	218 kcal	232 kcal
網焼き (Low)	334 kcal	181 kcal	195 kcal

Point 2

つけ合わせの選び方でもエネルギーの調整ができます（100ページ参照）。

フライドポテト
- じゃが芋……70g
- 塩……少量（0.3g）

粉吹き芋
- じゃが芋……70g
- パセリ……少量
- 塩……少量（0.3g）

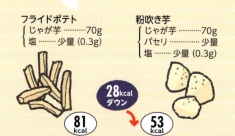

81 kcal → 53 kcal
28 kcal ダウン

食材と調理法を変える

酢豚

豚ロース肉を赤身肉の豚もも肉にし、さらに皮下脂肪を除いたものにする。肉は揚げずにいためる。

Recipe

材料（1人分）
- 豚肉（角切り）……70g
- しょうゆ……小さじ⅓
- 酒……小さじ½
- 玉ねぎ……30g
- にんじん・ゆで竹の子各20g
- 干ししいたけ……1枚
- サラダ油……大さじ½

a
- スープ……大さじ2
- 酢・砂糖……各小さじ2
- しょうゆ……小さじ1
- トマトケチャップ……小さじ½
- 塩……少量（0.5g）

b
- かたくり粉……小さじ⅔
- 水……小さじ⅔
- グリーンピース（ゆでたもの）……大さじ½

作り方
1. 豚肉はしょうゆと酒をまぶして下味をつける。
2. 玉ねぎはくし形に切る。にんじんと竹の子は乱切りにし、にんじんは3～4分ゆでる。干ししいたけは水でもどしてそぎ切りにする。
3. フライパンにサラダ油を熱して①の豚肉をいため、肉に火が通ったら②の野菜としいたけを加えていためる。aを加えてひといためし、味がなじんだらbでとろみをつけ、グリーンピースを散らす。

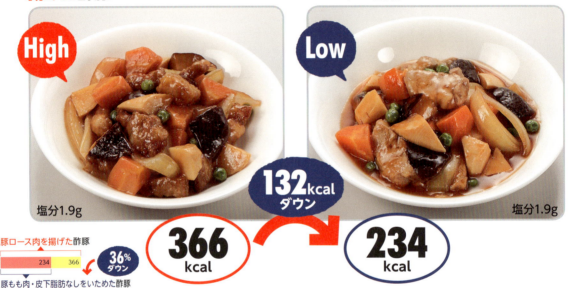

豚ロース肉（70g）を揚げた酢豚 — High — 塩分1.9g — **366 kcal**

豚もも肉・皮下脂肪なし（70g）をいためた酢豚 — Low — 塩分1.9g — **234 kcal**

132 kcal ダウン　**36% ダウン**

Point 1
豚肉は脂質の少ない部位を選びましょう。

豚肉70gの部位別エネルギー

 豚ロース肉 184 kcal

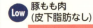 豚もも肉（皮下脂肪なし） 104 kcal　**43%ダウン**

・同じ部位でも皮下脂肪を切り除くとエネルギーが下がる。

Point 2
豚肉は揚げないでいためると、揚げたとき吸油量分が減らせるうえに、揚げるときにまぶすかたくり粉も減らせるので、エネルギーを下げられます。

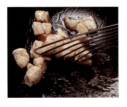

豚肉を揚げる場合の肉にまぶすかたくり粉と吸油量

- かたくり粉　4g　 13 kcal
- 吸油量（揚げ油）4.2g　39 kcal

 52 kcal ダウン

味つけを変える

　エネルギーを下げるには、濃いめに味つけしている場合は、調味料を減らしてみましょう。砂糖やしょうゆの量を減らすことで、多少のエネルギーを減らすことができます。また、うす味にすることで、減塩にもなり、さらにごはんの食べすぎを防ぐことにもつながります。その上、うす味にすることで、食材自体の味わいを楽しめます。

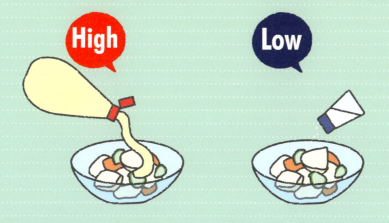

味つけを変える

白身魚の煮つけ

白身魚の煮つけ

濃い味つけをうす味にする。
レモンの香りと酸味でうす味をカバー。

Recipe
白身魚の煮物（うす味）
材料（1人分）
白身魚（カレイ）
　　　　　小1尾160g（80g）
煮汁 ┬ だし‥⅓カップ（70ml）
　　 │ 塩‥‥‥‥‥少量（0.5g）
　　 │ しょうゆ‥小さじ⅓（2g）
　　 │ みりん‥‥小さじ⅓（2g）
　　 └ しょうがの搾り汁‥少量
レモン‥‥‥‥‥‥‥‥⅛個
あさつき（小口切り）‥適量

作り方
❶カレイは両面のうろこを包丁でこそげ除く。えら下に包丁目を入れてわたをとり出し、水洗いして水けをふく。
❷平なべに煮汁の材料を入れて煮立てる。カレイを黒い皮を上にして入れ、落としぶたをして7〜8分煮る。
❸火を消し、レモンを搾って搾り汁を加える。器に盛り、あさつきを散らす。

濃い味つけの
白身魚（80g）の煮つけ

High

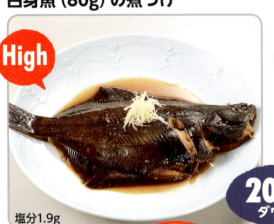

塩分1.9g

うす味の
白身魚（80g）の煮つけ

Low

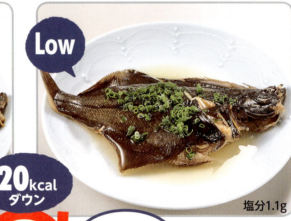

塩分1.1g

20 kcal ダウン

105 kcal → **85 kcal**

濃い味つけの煮つけ 105
うす味の煮つけ 85
19% ダウン

Point 1

白身魚の煮物のエネルギーを下げるには、しょうゆや砂糖の量を減らしてうす味仕立ての沢煮にしてみましょう。新鮮な魚なら、かえってうす味のほうが白身魚のおいしさを味わえます。

濃い味の煮汁／1人分
だし‥‥‥‥‥⅓カップ（70ml）
しょうゆ‥‥大さじ⅔弱（11g）
砂糖‥‥‥‥大さじ½強（5g）
しょうがの搾り汁‥‥‥少量

うす味の煮汁／1人分
だし‥‥‥‥‥⅓カップ（70ml）
塩‥‥‥‥‥‥‥‥‥少量（0.5g）
しょうゆ‥‥‥小さじ⅓（2g）
みりん‥‥‥‥小さじ⅓（2g）
しょうがの搾り汁‥‥‥少量

28 kcal
塩分1.7g

6 kcal
塩分0.9g

22 kcal ダウン

Point 2

仕上げにレモンを搾ることで、香りと酸味を加えてうす味を補います。また、あさつきのさわやかな香りがうす味を引き立てます。

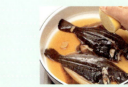

青背魚の煮つけ

濃い味つけをうす味にする。
しょうがの香りと辛味でうす味をカバー。

Recipe

青背魚の煮物（うす味）
材料（1人分）
青背魚（イワシ）
　………… 1尾 150g（60g）
しょうが（うす切り）
　………………… ¼かけ分
煮汁　だし … ⅓カップ（70ml）
　　　しょうゆ … 小さじ⅔（4g）
　　　酒 …… 小さじ½（2.5g）

作り方
❶ イワシは口から割り箸2本を腹まで差し込む。えらをはさんでまわしながら静かにえらとわたを引き出す。水洗いし、水けをふきとる。
❷ なべに煮汁の材料としょうがを入れ、煮立ててからイワシを入れ、落としぶたをして弱火で15分くらい煮る。

味つけを変える

青背魚の煮つけ

濃い味つけの 青背魚（60g）の煮つけ
High

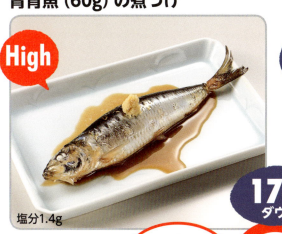

塩分1.4g

124 kcal

うす味の 青背魚（60g）の煮つけ
Low

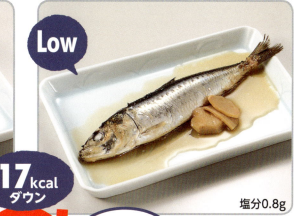

塩分0.8g

107 kcal

17kcal ダウン

濃い味つけの煮つけ　107　124
うす味の煮つけ
14%ダウン

Point 1

青背魚や脂ののった煮物のエネルギーを下げるには、砂糖の量を減らしてうす味にしてみましょう。さっぱりと食べられるので、ごはんの食べすぎを防いだりします。

濃い味の煮汁／1人分
だし ………… ⅓カップ（70ml）
しょうゆ … 大さじ½弱（8g）
砂糖 ……… 大さじ½弱（4g）

しょうゆ　砂糖　**22kcal** 塩分1.3g

うす味の煮汁／1人分
だし ………… ⅓カップ（70ml）
しょうゆ ……… 小さじ⅔（4g）
酒 …………… 小さじ½（2.5g）

4kcal 塩分0.7g　しょうゆ　酒

18kcal ダウン

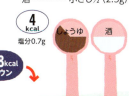

Point 2

煮汁にしょうがを使うと青背魚の独特のクセが気にならなくなります。また、青背魚や脂ののった魚には、しょうがの香りと辛味の味わいが合うのでうすい味つけにしてもおいしく食べられます。

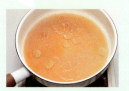

味つけを変える

里芋の煮物

里芋の煮物

甘辛い味つけをうす味にする。
ゆずの香りでうす味をカバー。

Recipe

里芋の煮物（うす味）
材料（1人分）
里芋 ……………………… 100g
煮汁 ┌ だし‥大さじ4（60ml）
　　 │ しょうゆ‥小さじ1（6g）
　　 └ 砂糖 …… 小さじ⅔（2g）
ゆずの皮 ………………… 少量

作り方
❶里芋は皮をむく。
❷小なべに里芋と煮汁の材料を入れ、落としぶたとふたをして火にかけ、火が通るまで煮る。
❸器に盛り、ゆずの皮をすりおろしながら散らす。

甘辛味の
里芋（100g）の煮物

High

塩分1.5g

うす味の
里芋（100g）の煮物

Low

塩分0.9g

26kcal ダウン

97 kcal → **71 kcal**

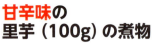
甘辛味の里芋の煮物　71　97
うす味の里芋の煮物
27% ダウン

Point 1

甘辛味の煮汁／1人分
だし ……… 大さじ4（60ml）
しょうゆ … 小さじ1⅔（10g）
砂糖 ……… 大さじ1弱（8g）
39 kcal 塩分1.5g

うす味の煮汁／1人分
だし ……… 大さじ4（60ml）
しょうゆ … 小さじ1（6g）
砂糖 ……… 小さじ⅔（2g）
13 kcal 塩分0.9g

26kcal ダウン

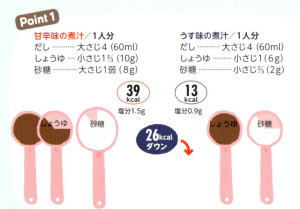

Point 2

香味野菜などは、うす味をカバーします。うす味にした煮物には、ゆずの皮や木の芽など、季節の香りを添えるとよいでしょう。

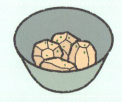

さつま芋の煮物

甘煮をオレンジ煮にする。

Recipe

さつま芋のオレンジ煮
材料（1人分）
- さつま芋 …………………… 70g
- オレンジジュース … 大さじ2
- 塩 …………… 少量（0.4g）
- 干しぶどう ……………… 5g

作り方
① さつま芋は5〜8mm幅の輪切りにし、皮を厚めにむいて水にとり、ざるにあげる。
② 小なべに全材料を入れ、落としぶたとふたをして火にかけ、火が通るまで煮る。煮汁が足りない場合は、水を足す。

味つけを変える / さつま芋の煮物

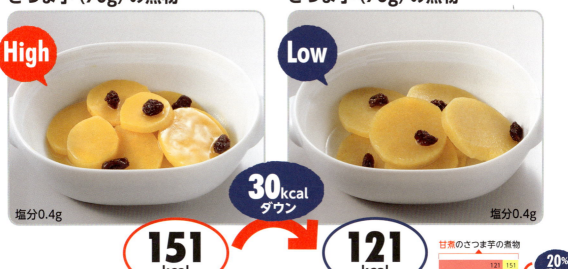

甘煮のさつま芋（70g）の煮物 **High** 塩分0.4g **151kcal**

オレンジ煮のさつま芋（70g）の煮物 **Low** 塩分0.4g **121kcal**

30kcalダウン

甘煮のさつま芋の煮物 121 151 オレンジ煮のさつま芋の煮物 **20%ダウン**

Point!
砂糖を使わずに、オレンジジュースだけで煮ます。オレンジの甘味と酸味と香りで、さわやかな味わいに仕上がります。

甘煮の煮汁／1人分
- 砂糖 …… 大さじ1¼弱（11g）
- 塩 …………… 少量（0.4g）

オレンジ煮の煮汁／1人分
- オレンジジュース ….. 大さじ2
- 塩 …………… 少量（0.4g）

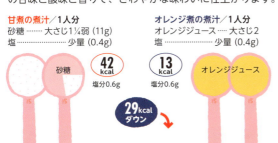

砂糖 **42kcal** 塩分0.6g　**13kcal** 塩分0.6g　オレンジジュース

29kcalダウン

味つけを変える

きのこのバターいため

バターでいためず、
ワインで蒸し煮にする。

> 低エネルギーのきのこ類は、調理法や味つけによってエネルギーが大きく変わります。エネルギーが高い料理と組み合わせるときは、エネルギーの低い調理法や味つけにするとよいでしょう。

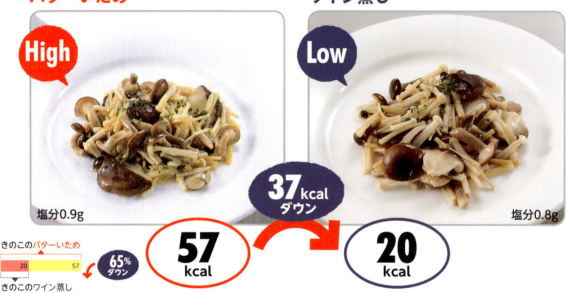

きのこ（100g）の **バターいため** High 塩分0.9g

きのこ（100g）の **ワイン蒸し** Low 塩分0.8g

37kcal ダウン

57 kcal → **20 kcal**

きのこのバターいため 57 / きのこのワイン蒸し 20 65%ダウン

Point 1

きのこ料理は全体的に低エネルギーです。食物繊維も多いので、おいしく調理して、積極的に食べてほしい食材です。バターときのこは、このうえない組み合わせです。

Recipe

きのこのバターいため
材料（1人分）
- 生しいたけ……………40g
- しめじ類・えのきたけ
　　　　　　　　　各30g
- バター……小さじ1¼（5g）
- 塩……………少量（0.8g）
- パセリ（みじん切り）……少量

作り方
❶きのこは石づきを切り除く。しいたけは3～4等分のそぎ切りにし、しめじは小房にほぐし、えのきたけは長さを半分に切ってほぐす。
❷フライパンにバターを入れて火にかけ、とけてきたらきのこを入れていためる。
❸しんなりとなったら塩をしてひといためし、器に盛ってパセリを散らす。

Point 2

低エネルギーのきのこ類は、調理法や味つけによってエネルギーが大きく変わります。エネルギーが高い料理と組み合わせるときは、エネルギーの低い調理法や味つけにするとよいでしょう。

Recipe

きのこのワイン蒸し
材料（1人分）
- 生しいたけ……………40g
- しめじ類・えのきたけ
　　　　　　　　　各30g
- 塩……………少量（0.8g）
- 白ワイン…………小さじ2
- パセリ（みじん切り）……少量

作り方
❶きのこは石づきを切り除く。しいたけは3～4等分のそぎ切りにし、しめじは小房にほぐし、えのきたけは長さを半分に切ってほぐす。
❷なべにきのこを入れ、塩を全体にふり、ワインをふり入れてふたをし、中弱火にかける。しんなりとなったら混ぜて味を全体になじませる。器に盛ってパセリを散らす。

しらたきと牛肉の いため煮

牛肉とのいため煮にせず、タラコあえにする。

低エネルギーのしらたき（こんにゃく類）は、調理法や味つけによってエネルギーが大きく変わります。エネルギーが高い料理と組み合わせるときは、エネルギーの低い調理法や味つけにするとよいでしょう。

味つけを変える

しらたきと牛肉のいため煮

しらたき(60g)と牛肉のいため煮 — High
塩分1.3g
138 kcal

しらたき(60g)のタラコあえ — Low
塩分1.2g
32 kcal

106 kcal ダウン

しらたきと牛肉のいため煮　32　138　しらたきのタラコあえ　**77% ダウン**

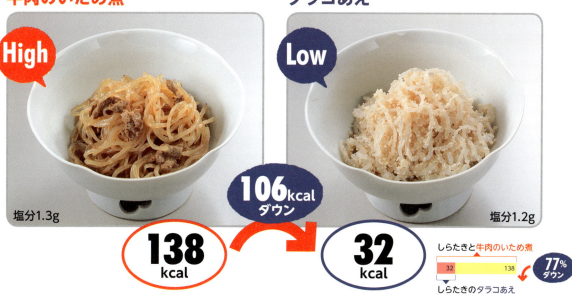

Point 1
こんにゃく料理は全体的に低エネルギーです。食物繊維も多いので、おいしく調理して、積極的に食べてほしい食材です。牛肉を加えると味的にもボリューム的にも満足感を味わえる料理になります。

Recipe
しらたきと牛肉のいため煮
材料（1人分）
しらたき ……………… 60g
牛もも肉 …………… 30g
サラダ油 …… 小さじ1¼ (5g)
しょうゆ …… 大さじ½ (9g)
砂糖 ……… 小さじ1⅔ (5g)

作り方
❶しらたきは熱湯でさっとゆで、食べやすい長さに切る。牛肉は細切りにする。
❷なべに油を熱し、牛肉をいため、色が変わったらしらたきを加えていため合わせ、しょうゆと砂糖を加えて煮汁がなくなるまでいため煮にする。

Point 2
油を使わずにタラコのうま味と塩味をしらたきに煮からめるタラコあえは低エネルギー料理としておすすめです。

Recipe
しらたきのタラコあえ
材料（1人分）
しらたき ……………… 60g
タラコ ……………… 20g
だし ………………… 小さじ1
塩 ………………… 少量 (0.3g)

作り方
❶しらたきは熱湯でさっとゆで、食べやすい長さに切る。タラコは薄皮をとり除く。
❷なべにすべての材料を入れて火にかけ、全体を混ぜながら加熱し、タラコの色が変わって全体にからんだら火を消す。

味つけを変える　わかめサラダ

わかめサラダ
マヨネーズをみそマヨネーズにする。

低エネルギーの海藻類は、調理法や味つけによってエネルギーが大きく変わります。エネルギーが高い料理と組み合わせるときは、エネルギーの低い調理法や味つけにするとよいでしょう。

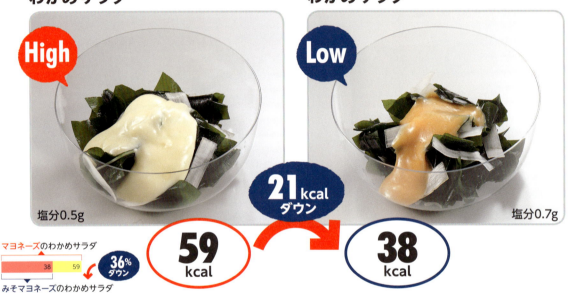

マヨネーズのわかめサラダ High　塩分0.5g　59 kcal

みそマヨネーズのわかめサラダ Low　塩分0.7g　38 kcal

21 kcal ダウン　36% ダウン

Point!
マヨネーズは意外と塩分が低いので、ついつい多めにかけてしまいがちです。みそマヨネーズにすることで、エネルギーを下げることができますし、塩味も加わるので量が少なくても満足感があります。

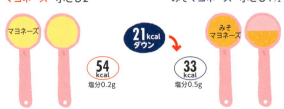

マヨネーズ…小さじ2　54 kcal　塩分0.2g
みそマヨネーズ…小さじ1½　33 kcal　塩分0.5g
21 kcal ダウン

Recipe
わかめサラダ（みそマヨネーズ）
材料（1人分）
わかめ……もどしたもの 20g
うど……………………………20g
｛マヨネーズ…小さじ1（4g）
　みそ…………小さじ½（3g）

作り方
① わかめは食べやすい長さに切る。うどは皮をむいて縦に薄切りにして水にとり、ざるにあげて水けをきる。
② マヨネーズとみそをよく混ぜる。
③ 器にわかめとうどを盛り、みそマヨネーズをかける。

ひじきのいり煮

ひじきを煮る前にいためないで、そのまま煮る。

> 低エネルギーの海藻類は、調理法や味つけによってエネルギーが大きく変わります。エネルギーが高い料理と組み合わせるときは、エネルギーの低い調理法や味つけにするとよいでしょう。

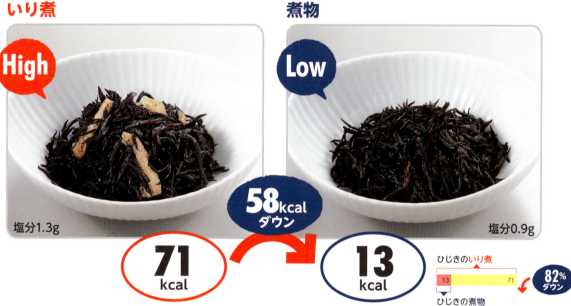

ひじきのいり煮 High 塩分1.3g 71 kcal

ひじきの煮物 Low 塩分0.9g 13 kcal

58kcal ダウン

82%ダウン

Point 1

海藻料理は全体的に低エネルギーです。食物繊維も多いので、まとめ作りして、積極的に食べてほしい食材です。油揚げといっしょにいり煮にするとコクが加わり、ボリュームが出ます。

Recipe
ひじきのいり煮
材料（1人分）
- ひじき（乾）……………6g
- 油揚げ……………………5g
- サラダ油………小さじ¾（3g）
- しょうゆ…小さじ1強（7g）
- 砂糖………小さじ1⅓（4g）

※4〜6人分をまとめ作りしておくと常備菜として重宝する。

作り方
1. ひじきはたっぷりの水に浸してもどす。ざるにあげて水けをしっかりきる。
2. 油揚げは5×3cmくらいの短冊に切る。
3. なべに油を熱し、ひじきと油揚げを入れていため、全体に油がなじんだらしょうゆと砂糖を加えて混ぜながら煮汁がなくなるまで煮る。

Point 2

油を使わずにさっと煮ると、低エネルギー料理として活躍する料理になります。

Recipe
ひじきの煮物
材料（1人分）
- ひじき（乾）……………6g
- だし………⅕カップ（40ml）
- しょうゆ……小さじ⅔（4g）

※4〜6人分をまとめ作りしておくと常備菜として重宝する。

作り方
1. ひじきはたっぷりの水に浸してもどす。ざるにあげて水けをしっかりきる。
2. なべにだしとしょうゆを入れて火にかけ、煮立ったらひじきを加えて混ぜながら煮汁がなくなるまで煮る。

味つけを変える／ひじきのいり煮

味つけを変える／かぼちゃの煮物

かぼちゃの煮物

甘辛味の煮物を砂糖を使わずに煮る。
かぼちゃ自体の甘さを生かす。

Recipe

かぼちゃの煮物（砂糖なし）
材料（1人分）
かぼちゃ………………70g
煮汁 ┃ しょうゆ
　　 ┃　……小さじ1弱（5g）
　　 ┃ だし…⅕カップ（40ml）
さやいんげん……………10g
※2〜4人分、まとめ作りをすると作りやすい。

作り方
❶かぼちゃは種とわたを除き、皮をまだらにむく。さやいんげんは筋を除いてゆでる。
❷小なべにかぼちゃを皮を下にして並べ、だしとしょうゆを入れて落としぶたとふたをして、火にかける。途中、煮汁がなくなったらだし水を足す。
❸かぼちゃに火が通ったらさやいんげんを加えて煮、味がなじんだら器に盛り合わせる。

甘辛味の
かぼちゃ（70g）の煮物　High　塩分1.1g

砂糖なしの
かぼちゃ（70g）の煮物　Low　塩分0.8g

17kcal ダウン

87 kcal　→　**70** kcal

甘辛味のかぼちゃの煮物　70　87　20%ダウン
砂糖なしのかぼちゃの煮物

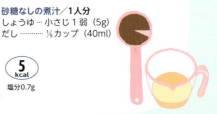

Point!
煮物は甘辛い味にしがちですが、かぼちゃには甘味があるので、砂糖なしでさっぱりと仕上げてみましょう。

砂糖
小さじ1⅓（4g）
15kcal

15kcal ダウン →

しょうゆ　砂糖

甘辛味の煮汁／1人分
しょうゆ…小さじ1強（7g）
砂糖………小さじ1⅓（4g）
だし………⅕カップ（40ml）

21 kcal
塩分1.0g

16kcal ダウン →

砂糖なしの煮汁／1人分
しょうゆ…小さじ1弱（5g）
だし………⅕カップ（40ml）

5 kcal
塩分0.7g

なすの揚げ煮

甘辛味のなすの揚げ煮をしょうゆを減らし、砂糖をみりんに変えてさっぱり味にする。

Recipe

なすの揚げ煮（さっぱり味）
材料（1人分）
なす …………………… 80g
揚げ油
煮汁 { しょうゆ…小さじ1（6g）
みりん…小さじ½（3g）
だし…………大さじ2 }
さやえんどう …………… 10g

作り方
① なすはヘタを切り除き、縦半分に切って皮側に格子状に細かい切り目を入れる。
② さやえんどうは筋を除いてゆでる。
③ 170℃に熱した揚げ油でなすを揚げる。
④ 煮汁の材料を合わせて煮立て、②の揚げたてのなすを入れてさっと煮る。器に盛ってさやえんどうを添える。

味つけを変える　なすの揚げ煮

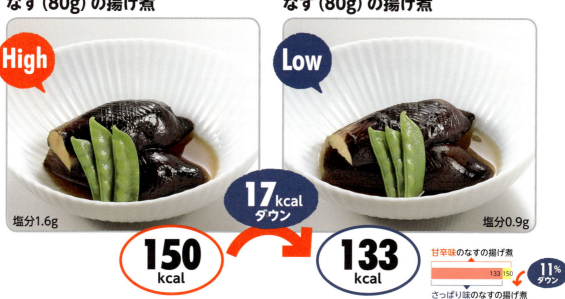

甘辛味のなす（80g）の揚げ煮　High　塩分1.6g　**150** kcal

さっぱり味のなす（80g）の揚げ煮　Low　塩分0.9g　**133** kcal

17kcalダウン　11%ダウン

Point!

揚げ煮は、しょうゆを減らし、砂糖をみりんに変えてみましょう。油のコクがあるので、さっぱりとした味わいが、夏の食卓に合います。

砂糖 小さじ1⅔（5g） **19**kcal → みりん 小さじ½（3g） **5**kcal　14kcalダウン

甘辛味の煮汁／1人分
しょうゆ…小さじ2弱（11g）
砂糖………小さじ1⅔（5g）
だし…………大さじ2
28kcal　塩分1.6g

18kcalダウン

さっぱり味の煮汁／1人分
しょうゆ………小さじ1（6g）
みりん…………小さじ½（3g）
だし…………大さじ2
10kcal　塩分0.9g

味つけを変える　きんぴらごぼう

きんぴらごぼう

濃い味のきんぴらごぼうを、しょうゆを減らし、砂糖をみりんに変えてうす味にする。

Recipe

きんぴらごぼう（うす味）
材料（1人分）
- ごぼう……………………40g
- にんじん…………………10g
- 赤とうがらし（小口切り）少量
- サラダ油………小さじ¾（3g）
- 煮汁
  - しょうゆ…小さじ⅔（4g）
  - みりん……小さじ⅓（2g）

※ 2〜4人分、まとめ作りをするとよい。

作り方
① ごぼうとにんじんはせん切りにし、ごぼうは切った端から水にとり、ざるにあげる。
② なべに赤とうがらしと油を入れて熱し、ごぼうとにんじんを加えていためる。
③ 全体がしんなりとなったら煮汁を加えていためながら煮汁がなくなるまで煮る。

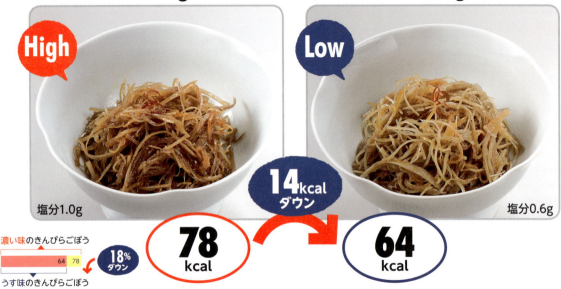

濃い味のきんぴらごぼう（50g） High　塩分1.0g　78kcal

うす味のきんぴらごぼう（50g） Low　塩分0.6g　64kcal

14kcalダウン　18%ダウン

Point！

濃い味のきんぴらはごはんがすすみ、ついつい食べすぎてしまうことも。うす味にするときんぴらも量が食べられ、ごはんの食べすぎも防げます。

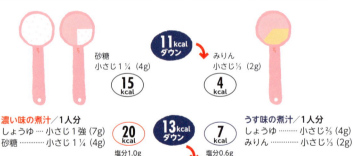

砂糖 小さじ1¼（4g） 15kcal → みりん 小さじ⅓（2g） 4kcal　11kcalダウン

濃い味の煮汁／1人分
- しょうゆ……小さじ1強（7g）
- 砂糖…………小さじ1¼（4g）
20kcal 塩分1.0g

13kcalダウン

うす味の煮汁／1人分
- しょうゆ………小さじ⅔（4g）
- みりん…………小さじ⅓（2g）
7kcal 塩分0.6g

切り干し大根の煮物

濃い味の切り干し大根の煮物を、しょうゆを減らし、砂糖をみりんにかえてうす味にする。

Recipe

切り干し大根の煮物（うす味）
材料（1人分）
切り干し大根（もどして） …… 70g
にんじん …… 10g
サラダ油 …… 小さじ1
煮汁 { しょうゆ…小さじ1 (6g)
　　　みりん … 小さじ½ (3g)
※2〜4人分、まとめ作りをするとよい。

作り方
① 切り干し大根は水に浸してもどし、水けを絞る。
② にんじんは、薄く半月切りにする。
③ なべにサラダ油を熱し、切り干し大根とにんじんを入れていためる。
④ 全体に油がなじんでにんじんがしんなりとなったら煮汁の材料を加え、煮汁がなくなるまで煮る。

味つけを変える — 切り干し大根の煮物

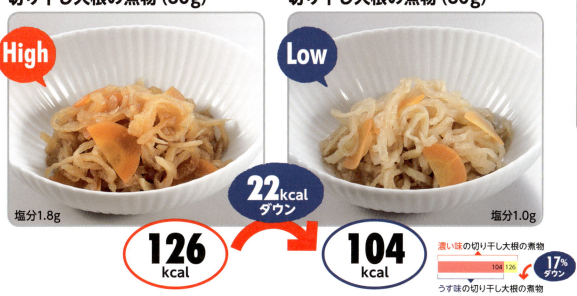

濃い味の切り干し大根の煮物 (80g) — High — 塩分1.8g — **126 kcal**

うす味の切り干し大根の煮物 (80g) — Low — 塩分1.0g — **104 kcal**

22kcal ダウン　17%ダウン

Point!

濃い味の切り干し大根の煮物はごはんが進み、ついつい食べすぎてしまうことも。うす味にすると煮物も量が食べられ、食物繊維もたっぷりとれて満足感が増します。

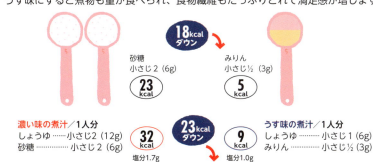

砂糖 小さじ2 (6g) 23kcal → みりん 小さじ½ (3g) 5kcal　18kcalダウン

濃い味の煮汁／1人分
しょうゆ …… 小さじ2 (12g)
砂糖 …… 小さじ2 (6g)
32kcal 塩分1.7g

23kcalダウン

うす味の煮汁／1人分
しょうゆ …… 小さじ1 (6g)
みりん …… 小さじ½ (3g)
9kcal 塩分1.0g

味つけを変える

ポテトサラダ

ポテトサラダ

サラダはかけるドレッシングによってエネルギーが大幅に変わる。組み合わせる料理のエネルギーに合わせて、味つけやドレッシングを選ぶとよい。

❶ 塩味
シンプルな基本の味つけ

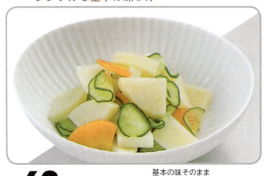

62 kcal　塩分0.6g　基本の味そのまま

❷ 酢じょうゆ味
油を使わないドレッシングで和風な味わい

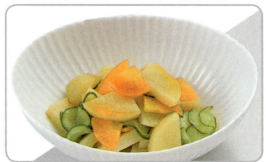

66 kcal　塩分1.2g

酢じょうゆ
- しょうゆ……… 小さじ⅔（4g）
- 酢 …………………… 小さじ1
- だし ………………… 小さじ1

❺ わさびドレッシング味
わさびの香りと辛味でドレッシングが少量ですみます

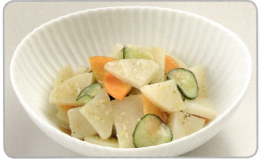

113 kcal　塩分1.0g

わさびドレッシング
- サラダ油 …… 小さじ1¼（5g）
- 酢 …………………… 小さじ2
- 塩 ………………… 少量（0.3g）
- 練りわさび ………… 小さじ⅕

❻ ケチャップマヨネーズ味
マヨネーズを減らしてもケチャップの酸味とうま味がカバー

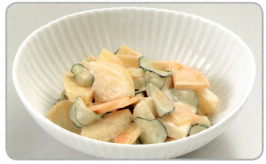

120 kcal　塩分0.9g

ケチャップマヨネーズ
- マヨネーズ ………………… 小さじ2
- ケチャップ ………………… 小さじ⅔

Recipe

ポテトサラダ（基本の味）
材料（1人分）
- じゃが芋 ……………… 70g
- にんじん ……………… 20g
- きゅうり ……………… 10g
- 塩 …………… 少量（0.1g）
- 塩 …………… 少量（0.6g）

作り方
① じゃが芋は5mm幅のいちょう切りにし、にんじんは薄いいちょう切りにする。ともにゆでてざるにあげる。
② きゅうりは薄い輪切りにし、塩をしてしんなりとなったら水洗いし、水けを絞る。
③ じゃが芋とにんじんときゅうりを合わせ、塩をふってあえる。
④ それぞれのドレッシングであえる。

味つけを変える

ポテトサラダ

❸ ヨーグルトマヨネーズ味
半量をヨーグルトにしてエネルギーダウン

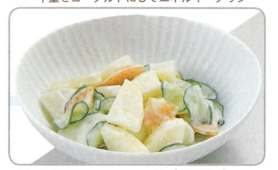

107 kcal　塩分0.8g

ヨーグルトマヨネーズ
- マヨネーズ ……………… 大さじ½
- プレーンヨーグルト …… 大さじ½

❹ カレードレッシング味
カレーの風味でドレッシングが少量ですみます

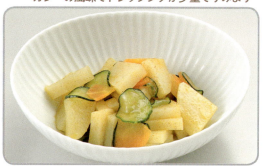

112 kcal　塩分0.9g

カレードレッシング
- サラダ油 ……… 小さじ1¼（5g）
- 酢 ……………………… 小さじ2
- 塩 ………………… 少量（0.3g）
- カレー粉 ……………… 小さじ¼

❼ マヨネーズ味
サラダにかける人気の定番ドレッシング

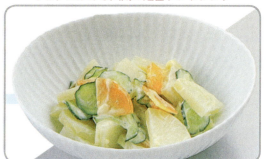

142 kcal　塩分0.9g

マヨネーズ ……………… 大さじ1

❽ フレンチドレッシング味
ドレッシングの基本の基本

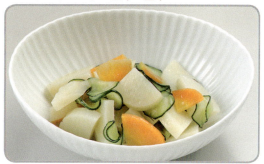

155 kcal　塩分0.9g

フレンチドレッシング
- サラダ油 ……… 小さじ2½（10g）
- 酢 ……………………… 小さじ1
- 塩 ………………… 少量（0.3g）

味つけを変える

卵サンド

具のゆで卵をマヨネーズであえずにサンドする。

> サンドイッチは具をひとくふうするとエネルギーを下げることができます。いつもの味をアレンジすることで、新しい味わいのサンドイッチを発見できます。

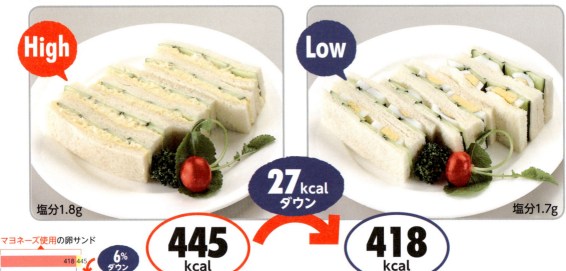

ゆで卵をマヨネーズであえた卵サンド High　塩分1.8g　445kcal

マヨネーズを使わない卵サンド Low　塩分1.7g　418kcal

27kcalダウン

6%ダウン

Point!

ゆで卵をたっぷりのマヨネーズであえた具は、サンドイッチの定番ですが、エネルギーを下げるためにマヨネーズを使わずにそのままサンドしてみましょう。ゆで卵本来の味を生かしたシンプル味が楽しめます。

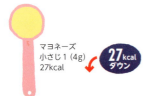

マヨネーズ小さじ1（4g）27kcal　27kcalダウン

Recipe

卵サンド（マヨネーズ使用）

材料（1人分）
- 食パン（8枚切り）4枚（100g※）
- バター……10g
- 卵……1個
- マヨネーズ……小さじ1（4g）
- きゅうり……20g
- パセリ・ラディシュ……適量

※耳を落とした重量

作り方
1. 卵はゆでてあらく刻み、マヨネーズであえる。
2. きゅうりは縦に薄切りにする。
3. 食パンの片側にバターを塗り、バターを塗った側にきゅうりと①のゆで卵を均等に広げにのせ、残りのパンではさむ。食べやすく切って皿に盛り、パセリとラディシュを添える。

Recipe

卵サンド（マヨネーズ不使用）

材料（1人分）
- 食パン（8枚切り）4枚（100g※）
- バター……10g
- 卵……1個
- きゅうり……20g
- パセリ・ラディシュ……適量

※耳を落とした重量

作り方
1. 卵はゆでて輪切りにする。
2. きゅうりは縦に薄切りにする。
3. 食パンの片側にバターを塗り、バターを塗った側にきゅうりとゆで卵を均等にのせ、残りのパンではさむ。食べやすく切って皿に盛り、パセリとラディシュを添える。

組み合わせを選ぶ

　エネルギーを下げるには、一日分、あるいは1食分の食事の栄養バランスをとることが大事です。自分に必要なエネルギー量について知っておくことが大事です（8〜9ページ参照）。その上で、エネルギーオーバーにならないように、あるいは極端なエネルギー不足にならないように、栄養バランスのよく食材や料理を組み合わせて、健康的な食事を心がけましょう。

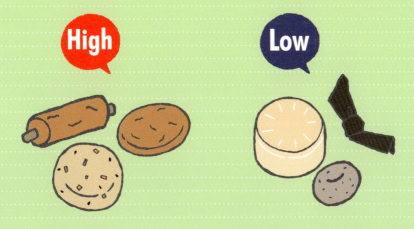

組み合わせを選ぶ ごはん

ごはんの量、エネルギーを知る

> エネルギーを下げるには、食べるごはんの量を減らすことも方法の一つですが、減らしすぎたり食べなかったりすると栄養バランスがくずれるので、極端な減らし方は避けましょう。

❶ 茶わん軽く半分
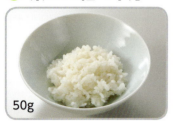
50g
84 kcal　塩分0g

❷ 茶わん軽く1杯
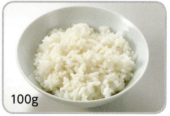
100g
168 kcal　塩分0g

❸ 茶わん普通盛り1杯
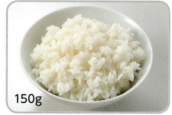
150g
252 kcal　塩分0g

❹ 茶わん山盛り1杯
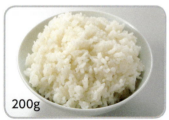
200g
336 kcal　塩分0g

❹ おにぎり2個
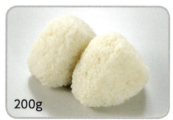
200g
336 kcal　塩分0g

❹ 弁当のごはん
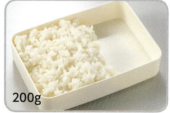
200g
336 kcal　塩分0g

❼ ライス1皿分
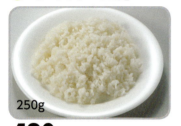
250g
420 kcal　塩分0g

❽ 丼に1杯
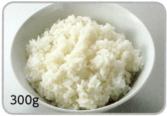
300g
504 kcal　塩分0g

ごはんのエネルギー 100gあたり **168** kcal

組み合わせを選ぶ

ごはん

Point 1

1食分のごはんの適量の目安は、成人女性で150g、成人男性で180gです。毎日食べるごはんは、いつも使う茶わんに食べる量を計って盛り、その量を目で覚えておくと便利です。

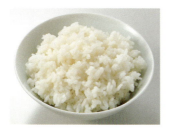

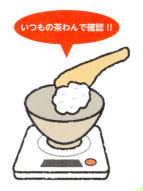

いつもの茶わんで確認!!

Point 2

小さめの茶わんにすると見た目が少なく見えないので、おすすめです。

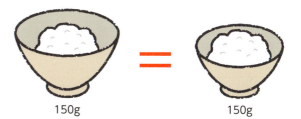

150g = 150g

Point 3

外食のごはんは多めです。注文するときに「半分の量にしてください」「少なめにしてください」と伝えて食べすぎを防ぎましょう。

外食のごはんは多め!!

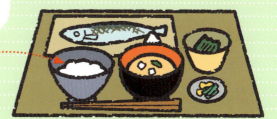

組み合わせを選ぶ / めん

めんの量、エネルギーを知る

めんは主食の一つです。種類がいろいろあるので、それぞれのエネルギーや1食分の量やエネルギーを知って、じょうずに増減してエネルギーをコントロールしましょう。

そば

- 200g — 264kcal 塩分0g
- 250g 大盛り — 330kcal 塩分0g

うどん

- 200g — 210kcal 塩分0.6g
- 340g 大盛り — 357kcal 塩分1.0g

中華めん（生中華めん125gをゆでたもの）

- 235g — 350kcal 塩分0.4g
- 350g 大盛り — 522kcal 塩分0.6g

スパゲティ

- 250g — 413kcal 塩分2.9g
- 375g 大盛り — 619kcal 塩分4.4g

中華めん・ラーメン用
（生中華めん125gをゆでたもの）

350kcal 塩分0.4g

中華めん・焼きそば用
（蒸し中華めん150gをいためたもの）

408kcal 塩分0.6g

中華めん・かた焼きそば用
（生中華めん125gを揚げたもの）

573kcal 塩分1.2g

めん類の具とエネルギーランキング

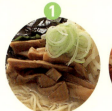
① めんま 10g
2 kcal

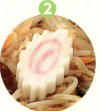
② なると 1枚 (5g)
4 kcal

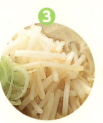
③ もやし 30g
5 kcal

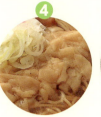
④ ワンタン 1個 (10g)
25 kcal

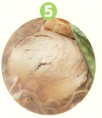
⑤ チャーシュー 1枚 (15g)
26 kcal

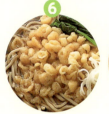
⑥ 天かす 大さじ2
43 kcal

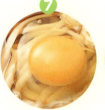
⑦ 卵 1個 (50g)
76 kcal

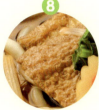
⑧ 油揚げの甘煮 1枚
115 kcal

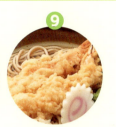
⑨ エビ天 2本
219 kcal

組み合わせを選ぶ　具、つゆ、スープ

そば、うどんのつゆのエネルギー

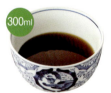
300ml
温かいかけめんのつゆ
塩分 4.6g
98 kcal

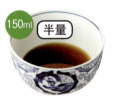
150ml 半量
温かいかけめんのつゆ
塩分 2.3g
49 kcal

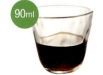
90ml
冷たいつけめんのつゆ
塩分 2.7g
57 kcal

45ml 半量
冷たいつけめんのつゆ
塩分 1.4g
29 kcal

ラーメンのスープ（1食分 400ml）のエネルギー

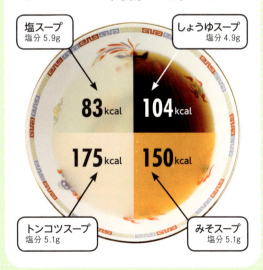

塩スープ 塩分 5.9g — **83** kcal
しょうゆスープ 塩分 4.9g — **104** kcal
トンコツスープ 塩分 5.1g — **175** kcal
みそスープ 塩分 5.1g — **150** kcal

参考資料／『メタボのためのカロリーガイド』（女子栄養大学出版部）

組み合わせを選ぶ / パン

パンの量、エネルギーを知る

> パンは種類によってエネルギーが違います。バターや卵をふんだんに使ったものはエネルギーが高くなります。それぞれのパンの種類とエネルギーを知って、選んで食べましょう。さらに、食パンなどで、バターやジャムなどを塗る場合は、それらの種類や量にも気をつけましょう（94ページ参照）。1食240kcal前後が目安。食パンなら8枚切り2枚が目安です。

❶ 食パン12枚切り

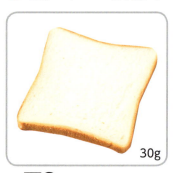

30g

79 kcal　塩分0.4g

❶ ライ麦パン

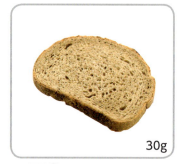

30g

79 kcal　塩分0.4g

❸ ロールパン

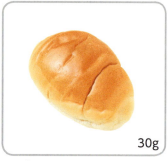

30g

95 kcal　塩分0.4g

❼ 山型パン

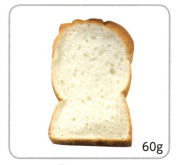

60g

158 kcal　塩分0.8g

❽ フランスパン 8cm

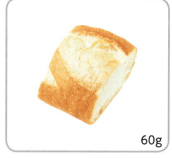

60g

167 kcal　塩分1.0g

❾ クロワッサン

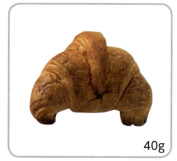

40g

179 kcal　塩分0.5g

組み合わせを選ぶ / パン

❹ **食パン8枚切り**

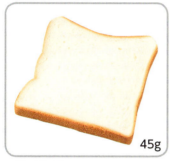
45g

119 kcal　塩分0.6g

❺ **イングリッシュマフィン**

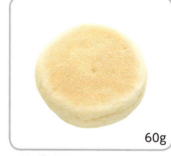
60g

137 kcal　塩分0.7g

❻ **食パン6枚切り**

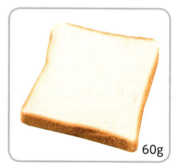
60g

158 kcal　塩分0.8g

❿ **食パン4枚切り**

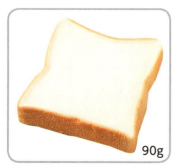
90g

238 kcal　塩分1.2g

⓫ **ベーグル**

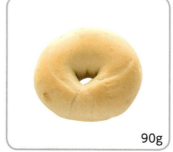
90g

248 kcal　塩分1.1g

⓬ **コッペパン**

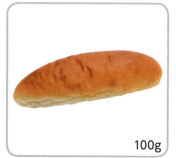
100g

265 kcal　塩分1.3g

食パンに塗るものいろいろ

> パンになにをどれだけ塗るかで、エネルギーが変わります。"ひと塗り"の目安を覚えておくと便利です。それをもとに、塗る量などを加減しましょう。

❶ 低糖度いちごジャム
料理全体の栄養価　174kcal　塩分0.6g

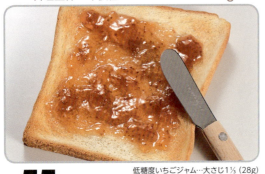

低糖度いちごジャム…大さじ1⅓ (28g)

55 kcal　塩分0g

❷ バター
料理全体の栄養価 178kcal　塩分0.7g

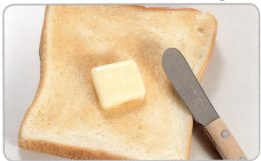

バター…小さじ2 (8g)

60 kcal　塩分0.2g

❺ いちごジャム
料理全体の栄養価 190kcal　塩分0.6g

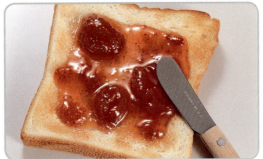

いちごジャム…大さじ1⅓ (28g)

72 kcal　塩分0g

❻ レバーペースト
料理全体の栄養価 194kcal　塩分1.0g

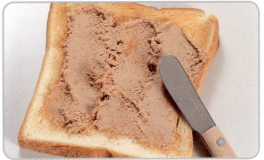

レバーペースト…大さじ1⅓ (20g)

76 kcal　塩分0.4g

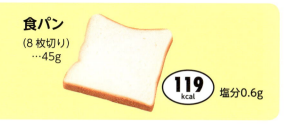

食パン
（8枚切り）
…45g

119 kcal　塩分0.6g

組み合わせを選ぶ　食パンに塗るもの

❸ マーガリン
料理全体の栄養価 180kcal　塩分0.7g

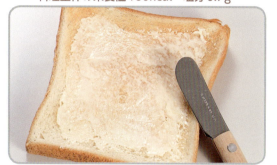

62 kcal　塩分0.1g　　マーガリン…小さじ2（8g）

❹ マーマレード
料理全体の栄養価　190kcal　塩分0.6g

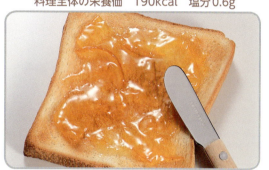

71 kcal　塩分0g　　マーマレード…大さじ1⅓（28g）

❼ ピーナッツバター
料理全体の栄養価 266kcal　塩分0.8g

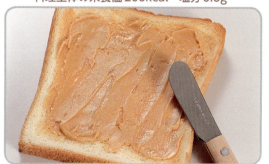

147 kcal　塩分0.2g　　ピーナッツバター…大さじ1⅓（23g）

そのほかのエネルギー

あんこ	大さじ1	18g	**44** kcal
メープルシロップ	大さじ1	21g	**54** kcal
スライスチーズ	1枚	18g	**61** kcal
クリームチーズ	1個	18g	**62** kcal
はちみつ	大さじ1	21g	**62** kcal

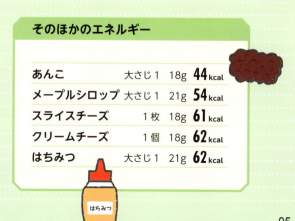

組み合わせを選ぶ

チャーハン

チャーハン
具だくさんのチャーハンにする

> 野菜やきのこなどの具を多くすると、その分ごはんの量を減らすことができるので、エネルギーダウンできます。また、食べごたえも増して満足感もアップするので、一石二鳥です。

具少なめのチャーハン（ごはん…200g　具…55g）

High

塩分3.0g

具だくさんのチャーハン（ごはん…150g　具…125g）

Low

塩分2.7g

70kcal ダウン

607 kcal → 537 kcal

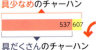
具少なめのチャーハン ／ 具だくさんのチャーハン　12%ダウン

Recipe
チャーハン（具少なめ）
材料（1人分）
- ごはん……………………200g
- ロースハム………………40g
- ねぎ………………………10g
- グリーンピース…………5g
- サラダ油………大さじ1⅔
- 塩………………小さじ⅓
- こしょう…………………少量

作り方
① ハムは5mm角に切り、ねぎは刻む。
② フライパンに油を熱し、ハムとねぎをいため、ごはんを加えてほぐしながらいためる。
③ 全体がパラリとなってきたらグリーンピースを加え、塩とこしょうを全体にふっていため合わせる。

Recipe
チャーハン（具だくさん）
材料（1人分）
- ごはん……………………150g
- 卵……………………………20g
- 焼き豚・むきエビ・ゆで竹の子・ねぎ………各20g
- 生しいたけ・しめじ類………各10g
- グリーンピース…………5g
- サラダ油………大さじ1⅔
- 塩………………小さじ⅓
- こしょう…………………少量

作り方
① 焼き豚、エビ、竹の子、きのこ類は8〜10mm角に切り、ねぎを刻む。
② フライパンに油を少量熱し、卵を入れていり卵を作り、残りの油と①の具をすべて加えていためる。
③ 具に火が通ったらごはんを加え、ほぐしながらいためる。
④ 全体がパラリとなってきたらグリーンピースを加え、塩とこしょうを全体にふっていため合わせる。

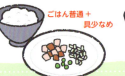
ごはん普通 + 具少なめ

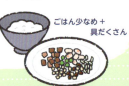
ごはん少なめ + 具だくさん

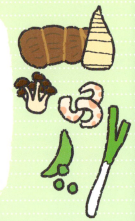

おでん

さつま揚げのような揚げたたねより、焼きちくわやはんぺんなどの揚げていないたねを選ぶ。

> おでんは、たねの種類の選び方もたいせつですが、食べる量（個数）によってもエネルギーが変わります。食べる分のエネルギーを決めて、その範囲内になるようにたねの種類と個数を考えて組み合わせましょう。

組み合わせを選ぶ　おでん

揚げたたねを中心に選んだおでん
High
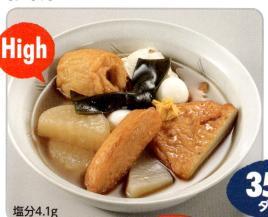
塩分4.1g
294 kcal

揚げてないたねを中心に選んだおでん
Low
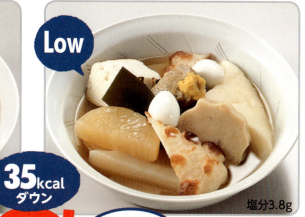
塩分3.8g
259 kcal

35 kcal ダウン

揚げたもの中心のおでん　259　294　揚げてないもの中心のおでん　**12%ダウン**

Point！

揚げたたねを中心に選ぶ
（8種　約320g）
さつま揚げ、さつま揚げ（小判形）、ごぼう巻き、焼き豆腐、大根、こんにゃく、結びこんぶ、うずらの卵（2個）

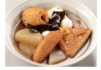

揚げていないたねを中心に選ぶ
（9種　約320g）
ちくわ、はんぺん、つみれ、すじ、焼き豆腐、大根、こんにゃく、結びこんぶ、うずら卵（2個）

おでんのたねエネルギーランキング

① こんにゃく	40g 2 kcal	⑨ ごぼう巻き	30g 42 kcal
① 結びしらたき	40g 2 kcal	⑩ 焼き豆腐	50g 44 kcal
③ 結びこんぶ	6g 3 kcal	⑪ 焼きちくわ	50g 61 kcal
④ 大根	80g 14 kcal	⑫ ちくわ麩	40g 68 kcal
⑤ つみれ（すじ）	20g 23 kcal	⑬ 厚揚げ	50g 75 kcal
⑥ はんぺん	30g 28 kcal	⑭ 卵	50g 76 kcal
⑦ つみれ	30g 34 kcal	⑮ さつま揚げ	60g 83 kcal
⑧ うずら卵（2個）	20g 36 kcal	⑯ がんもどき	40g 91 kcal

組み合わせを選ぶ / サラダ

サラダ

ツナサラダの
ツナ油漬けを
ツナ水煮に変える。

サラダは、野菜に組み合わせる食材やドレッシングの種類や量によってエネルギーが大きく変わってきます。食材の組み合わせ方や量を加減してエネルギーをコントロールしましょう。

Recipe

材料（1人分）
- ツナ缶詰め……50g
- エンダイブ……30g
- きゅうり……20g
- セロリ……10g
- ミニトマト……3個
- フレンチドレッシング（市販品）……小さじ2（10g）

作り方
1. ツナは汁けをきってあらくほぐす。
2. トマト以外の野菜は食べやすい大きさに切る。野菜を彩りよく盛り合わせる。上にツナをのせ、ドレッシングをかける。

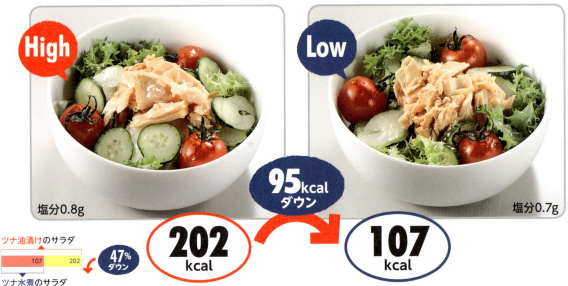

ツナ油漬けのツナサラダ **High** 塩分0.8g **202 kcal**

ツナ水煮のツナサラダ **Low** 塩分0.7g **107 kcal**

95 kcal ダウン

ツナ油漬けのサラダ 202 → ツナ水煮のサラダ 107　**47%ダウン**

Point 1

ドレッシングは酢と油の比率でエネルギーが変わります。ドレッシングを手作りするとエネルギーが調節できるので、おすすめ。おいしくて、しかもエネルギーが気にならない割合は酢2：油1（＋塩…0.3g）です。

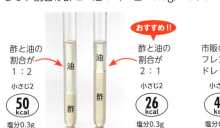

酢と油の割合が1：2　小さじ2　**50 kcal**　塩分0.3g

おすすめ!! 酢と油の割合が2：1　小さじ2　**26 kcal**　塩分0.3g

市販のフレンチドレッシング　小さじ2　**41 kcal**　塩分0.3g

ドレッシング（小さじ2）のエネルギーランキング

①	和風ドレッシングタイプ調味料（ノンオイルタイプ）	10g	8 kcal
②	中華風ドレッシング	10g	15 kcal
③	マヨネーズ（低カロリータイプ）	8g	23 kcal
④	和風ドレッシング	12g	24 kcal
⑤	しょうゆドレッシング	10g	33 kcal
⑥	ごまドレッシング	10g	36 kcal
⑦	フレンチドレッシング	10g	41 kcal
⑧	サウザンアイランドドレッシング	10g	42 kcal
⑨	シーザードレッシング	10g	47 kcal
⑩	マヨネーズ（卵黄型）	8g	54 kcal

Point 2

ドレッシングは、かけすぎないようにきちんと計ってからかけましょう。
外食でのサラダバーなどでかける場合は、少なめにかけるように意識しましょう。

組み合わせを選ぶ / サラダ

	少なめ（小さじ2程度）	普通（大さじ1程度）	多め（大さじ1½程度）
マヨネーズ	8g 塩分0.2g **54**kcal	12g 塩分0.3g **80**kcal	16g 塩分0.4g **107**kcal
和風ドレッシングタイプ調味料（ノンオイルタイプ）	10g 塩分0.7g **8**kcal	15g 塩分1.1g **12**kcal	20g 塩分1.5g **16**kcal
しょうゆドレッシング	10g 塩分0.4g **33**kcal	15g 塩分0.5g **49**kcal	20g 塩分0.7g **65**kcal
フレンチドレッシング（手作り）	10g 塩分0.3g **41**kcal	15g 塩分0.5g **61**kcal	20g 塩分0.6g **81**kcal
フレンチドレッシング	10g 塩分0.3g **41**kcal	15g 塩分0.5g **61**kcal	20g 塩分0.6g **81**kcal
サウザンアイランド	10g 塩分0.4g **42**kcal	15g 塩分0.5g **62**kcal	20g 塩分0.7g **83**kcal

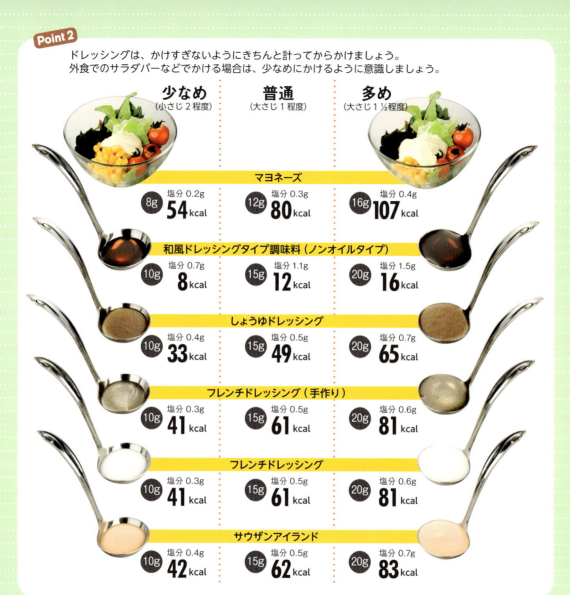

サラダの食材のエネルギーランキング

1. コーン　30g **25**kcal
2. 蒸し鶏　40g **46**kcal
3. ボンレスハム　40g **47**kcal
4. ツナ水煮缶詰め　50g **49**kcal
5. 生ハム　20g **49**kcal
6. プロセスチーズ　20g **68**kcal
7. ゆで卵（1個）　50g **76**kcal
8. ロースハム　40g **78**kcal
9. ツナ油漬け缶詰め　50g **134**kcal

組み合わせを選ぶ　肉料理のつけ合わせ

肉料理のつけ合わせ

肉料理のエネルギーを下げるには、肉だけに気をとられないようにしましょう。
つけ合わせによって料理の全体のエネルギーが違ってきます。

❶ ゆでブロッコリー
料理全体の栄養価　201kcal　塩分 1.3g

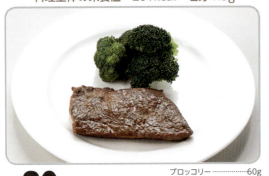

20 kcal　塩分0.4g

ブロッコリー……………60g
塩………………少量 (0.3g)

❷ ブロッコリーのバターあえ
料理全体の栄養価　223kcal　塩分 1.3g

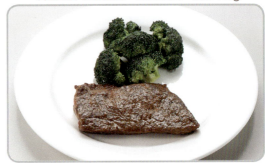

42 kcal　塩分0.4g

ブロッコリー……………60g
バター………小さじ¾ (3g)
塩………………少量 (0.3g)

❺ フライドポテト
料理全体の栄養価　262kcal　塩分 1.2g

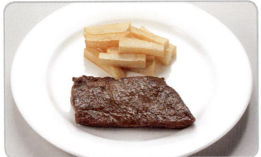

81 kcal　塩分0.3g

じゃが芋…………………70g
揚げ油
塩………………少量 (0.3g)

❻ じゃが芋のバター焼
料理全体の栄養価　264cal　塩分 1.3g

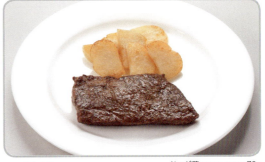

83 kcal　塩分0.4g

じゃが芋…………………70g
バター………小さじ1 (4g)
塩………………少量 (0.3g)

牛肉の網焼き

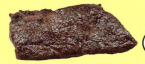

牛もも肉・皮下脂肪なし …100g
塩 ……………………… 少量 (0.8g)

181 kcal　塩分0.9g

組み合わせを選ぶ / **肉料理のつけ合わせ**

❸ 粉吹き芋
料理全体の栄養価　234kcal　塩分1.2g

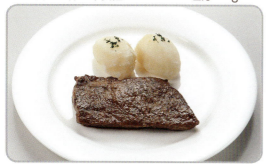

53 kcal　塩分0.3g

じゃが芋 ………………… 70g
パセリ …………………… 少量
塩 ………………………… 少量 (0.3g)

❹ ブロッコリーのクリーム煮
料理全体の栄養価　243kcal　塩分1.3g

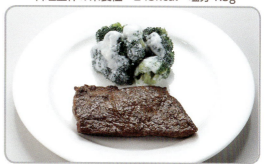

62 kcal　塩分0.4g

ブロッコリー …………… 60g
牛乳 ……………… 大さじ2 (30g)
バター …………… 小さじ½ (2g)
小麦粉 …………… 小さじ⅔ (2g)
塩 ………………………… 少量 (0.3g)

❼ マッシュポテト
料理全体の栄養価　274kcal　塩分1.3g

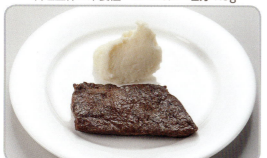

93 kcal　塩分0.4g

じゃが芋 ………………… 70g
牛乳 ……………………… 大さじ1
バター …………… 小さじ1 (4g)
こしょう ………………… 少量
塩 ………………………… 少量 (0.3g)

❽ ブロッコリーの天ぷら
料理全体の栄養価　310kcal　塩分1.3g

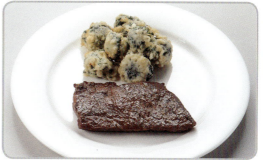

129 kcal　塩分0.4g

ブロッコリー …………… 60g
小麦粉 …………… 小さじ2 (6g)
卵 ………………………… 3g
揚げ油
塩 ………………………… 少量 (0.3g)

組み合わせを選ぶ / なべ焼きうどん

なべ焼きうどん

エビの天ぷらを
鶏肉の照り焼きにする。

Recipe

材料（1人分）
- ゆでうどん……………200g
- 鶏胸肉（皮なし）………40g
- しょうゆ………小さじ⅔
- みりん…………小さじ⅓
- サラダ油………小さじ½
- ゆで卵……………………½個
- かまぼこ…薄切り2枚（20g）
- 小松菜………………20g
- にんじん………………15g
- ねぎ……………………少量
- つゆ
  - だし¾カップ強（160ml）
  - しょうゆ……大さじ1弱
  - みりん………大さじ1弱

作り方
① 鶏肉はしょうゆとみりんを合わせた中に20分漬け、サラダ油で焼いて火を通す。
② 小松菜はゆでて3cm長さに切り、にんじんは輪切りにして花型で抜いてゆでる。ねぎはせん切りにする。
③ つゆのみりんを煮立ててだしとしょうゆを加え、ひと煮立ちさせる。
④ うどんは湯で洗って土なべに入れ、具を彩りよくのせて③のつゆを張り、火にかけて味がなじむまで煮る。

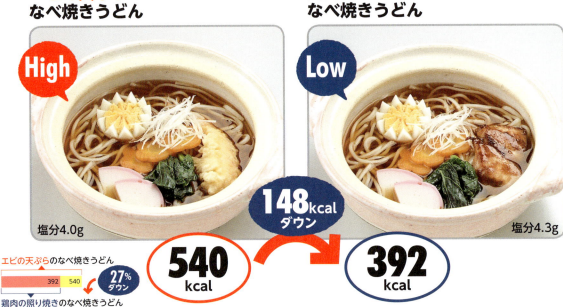

エビの天ぷらのなべ焼きうどん High　塩分4.0g　**540kcal**

鶏肉の照り焼きのなべ焼きうどん Low　塩分4.3g　**392kcal**

148kcalダウン

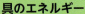
エビの天ぷらのなべ焼きうどん　392　540　27%ダウン
鶏肉の照り焼きのなべ焼きうどん

具のエネルギー

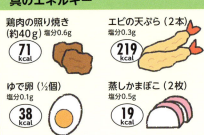

- 鶏肉の照り焼き（約40g）塩分0.6g　71kcal
- エビの天ぷら（2本）塩分0.3g　219kcal
- ゆで卵（½個）塩分0.1g　38kcal
- 蒸しかまぼこ（2枚）塩分0.5g　19kcal
- にんじん（花形3枚）塩分0g　6kcal
- 白髪ねぎ（5g）塩分0g　2kcal
- 小松菜（20g）塩分0g　3kcal

Point 1

なべ焼きうどんには天ぷらを使うことが多いですが、これを鶏肉の照り焼きにします。鶏肉は皮を除いた鶏胸肉や鶏もも肉、ささ身などがおすすめ。また、鶏肉のほかに、カツオ、マグロの赤身、イカ、ホタテ貝のような脂質の少ない魚介類を具に使ってもよいでしょう。

Point 2

うどんは200g食べたいものですが、さらにエネルギーを減らしたい場合、¼量くらい減らすとよいでしょう。

ゆでうどん 1袋 200g　塩分 0.6g　210kcal

52kcalダウン

ゆでうどん ¾袋 150g　塩分 0.5g　158kcal

エネルギーを下げる調理のコツ

　エネルギーが高い調理法といえば、その代表が揚げ物ですが、食べてはいけないわけではありません。適量を食べるようにしましょう。また、ちょっとしたくふう次第で、エネルギーを下げることができます。そのコツを紹介します。

※104〜121ページは、月刊誌『栄養と料理』連載企画「揚げ物サイエンス」を参考に算出しました。

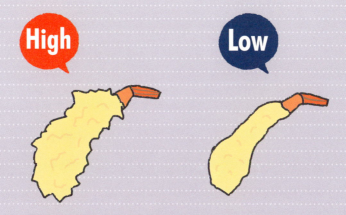

同じ重量でも材料の表面積が小さいほどエネルギーが下がる

●アジのから揚げの場合

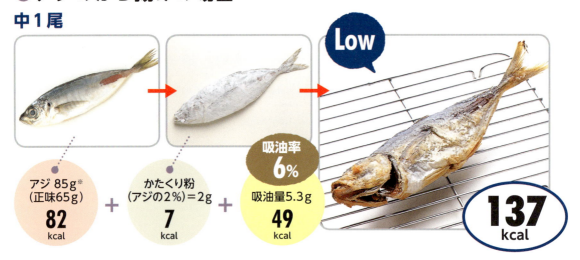

中1尾

アジ85g※（正味65g） **82 kcal** ＋ かたくり粉（アジの2%）＝2g **7 kcal** ＋ 吸油率 6% 吸油量5.3g **49 kcal** → Low **137 kcal**

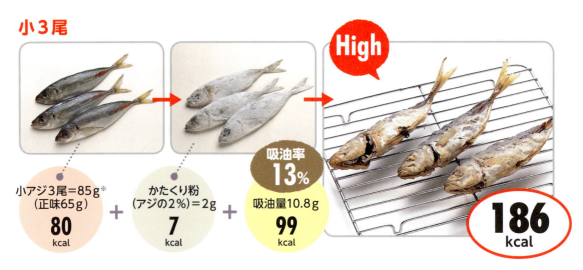

小3尾

小アジ3尾＝85g※（正味65g） **80 kcal** ＋ かたくり粉（アジの2%）＝2g **7 kcal** ＋ 吸油率 13% 吸油量10.8g **99 kcal** → High **186 kcal**

※わた、えら、ぜいごを除いたもの。

揚げ物などは、材料の表面積が広ければその分、吸油量が多くなるので、表面積を小さくするとエネルギーを下げることができる。
また、表面積が広いと衣も多くつくのでさらに吸油量が多くなる。
そのため、できるだけ大きいままで揚げて、食べやすく切って盛るとよい。

※吸油量＝（揚げたあとの脂質量）−（揚げる前の材料の脂質量）
吸油率＝揚げる前の主材料（衣などは含まない）に対する吸油量の割合

エネルギーを下げる調理のコツ　揚げ物

●イカフライの場合

リング形（3切れ）

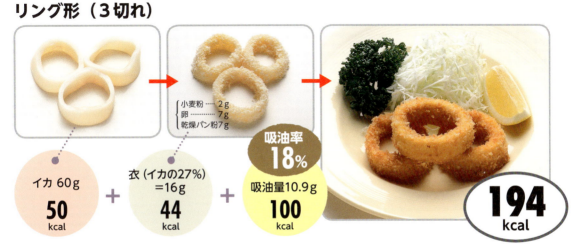

小麦粉 …… 2g
卵 ………… 7g
乾燥パン粉 7g

イカ 60g **50** kcal ＋ 衣（イカの27％）＝16g **44** kcal ＋ 吸油率 **18%** 吸油量10.9g **100** kcal → **194** kcal

長三角形（3切れ）

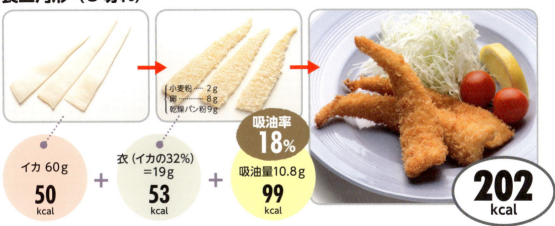

小麦粉 …… 2g
卵 ………… 8g
乾燥パン粉 9g

イカ 60g **50** kcal ＋ 衣（イカの32％）＝19g **53** kcal ＋ 吸油率 **18%** 吸油量10.8g **99** kcal → **202** kcal

●豚カツの場合

大きいまま1枚

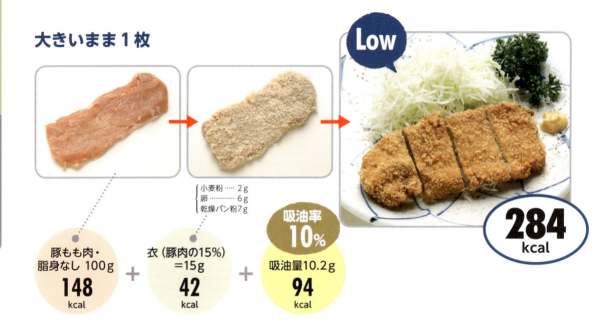

小麦粉 …… 2g
卵 ………… 6g
乾燥パン粉 7g

豚もも肉・脂身なし 100g
148 kcal

＋

衣（豚肉の15%）＝15g
42 kcal

＋

吸油率 **10%**
吸油量 10.2g
94 kcal

Low
284 kcal

一口大（4切れ）

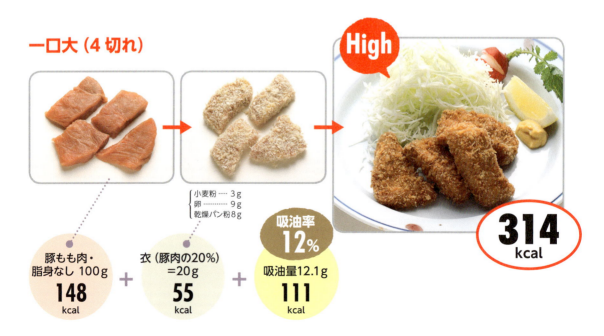

小麦粉 …… 3g
卵 ………… 9g
乾燥パン粉 8g

豚もも肉・脂身なし 100g
148 kcal

＋

衣（豚肉の20%）＝20g
55 kcal

＋

吸油率 **12%**
吸油量 12.1g
111 kcal

High
314 kcal

エネルギーを下げる調理のコツ｜揚げ物

●チキンカツの場合

大きいまま1切れ

鶏胸肉・皮なし 70g
81 kcal

＋

衣（鶏肉の16%）＝11g
- 小麦粉 …… 2g
- 卵 ………… 4g
- 乾燥パン粉 5g

32 kcal

＋

吸油率 **14%**
吸油量 9.8g
90 kcal

Low

203 kcal

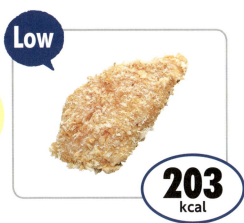

3切れ

鶏胸肉・皮なし 70g
81 kcal

＋

衣（鶏肉の20%）＝14g
- 小麦粉 …… 3g
- 卵 ………… 4g
- 乾燥パン粉 7g

43 kcal

＋

吸油率 **15%**
吸油量 10.5g
97 kcal

221 kcal

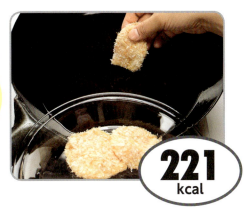

一口大（5切れ）

鶏胸肉・皮なし 70g
81 kcal

＋

衣（鶏肉の39%）＝27g
- 小麦粉 …… 7g
- 卵 ………… 7g
- 乾燥パン粉 13g

85 kcal

＋

吸油率 **18%**
吸油量 12.6g
116 kcal

High

塩分 0.7g

282 kcal

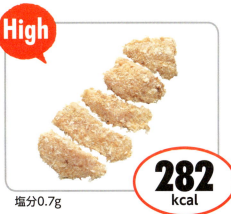

エネルギーを下げる調理のコツ　揚げ物

エネルギーを下げる調理のコツ　揚げ物

●じゃが芋の素揚げの場合

じゃが芋 100g（76kcal）の切り方別エネルギーランキング

❶ 丸ごと
小3個

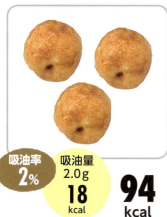

吸油率 2%
吸油量 2.0g
18 kcal
94 kcal

❷ くし形切り
皮つき3つ割り

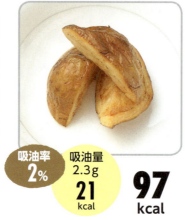

吸油率 2%
吸油量 2.3g
21 kcal
97 kcal

❸ 拍子木切り
1cm角5cm長さ

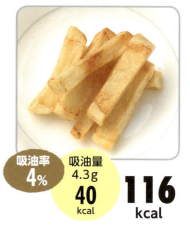

吸油率 4%
吸油量 4.3g
40 kcal
116 kcal

❹ 太いせん切り
5mm角5cm長さ

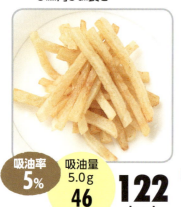

吸油率 5%
吸油量 5.0g
46 kcal
122 kcal

❺ 薄切り
1.5mm厚さ

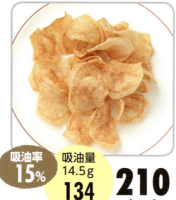

吸油率 15%
吸油量 14.5g
134 kcal
210 kcal

❻ 細いせん切り
1.5mm角5cm長さ

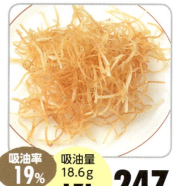

吸油率 19%
吸油量 18.6g
171 kcal
247 kcal

まぶした小麦粉が少ないほど エネルギーが下がる

フライやムニエルなどにまぶす小麦粉をできるだけ薄くまぶすことで、小麦粉の量も少なくなり、さらに吸油率（量）も少なくなるので、エネルギーを下げることができる。

エネルギーを下げる 調理のコツ　揚げ物

小麦粉をたっぷりまぶす
・材料の **10%** の小麦粉が付着する。

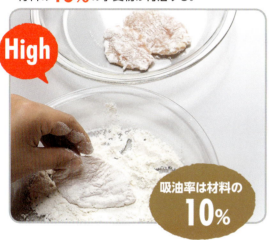

High　吸油率は材料の **10%**

小麦粉をよく払い落とす
・材料の **4%** の小麦粉が付着する。

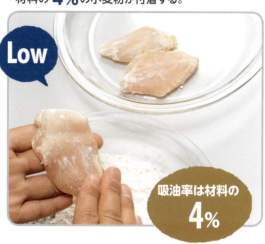

Low　吸油率は材料の **4%**

●鶏肉のから揚げの場合　鶏胸肉（皮なし）70g

小麦粉をたっぷりまぶす
・材料の **10%** の小麦粉が付着する。

鶏胸肉・皮なし 70g **81kcal** ＋ 小麦粉10%＝7g **26kcal** ＋ 吸油率 **10%** 吸油量7g **64kcal**

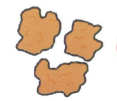

171 kcal

小麦粉をよく払い落とす
・材料の **4%** の小麦粉が付着する。

鶏胸肉・皮なし 70g **81kcal** ＋ 小麦粉4%≒3g **11kcal** ＋ 吸油率 **4%** 吸油量2.8g **26kcal**

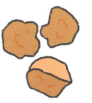

53kcal ダウン

118 kcal

揚げ物の衣と中身のエネルギー比較

フライや天ぷらは、中身より衣のほうに油が多く吸収される。
衣と中身のそれぞれのエネルギーと油の量を比較した。

●イカフライの場合

長三角形（1切れ）

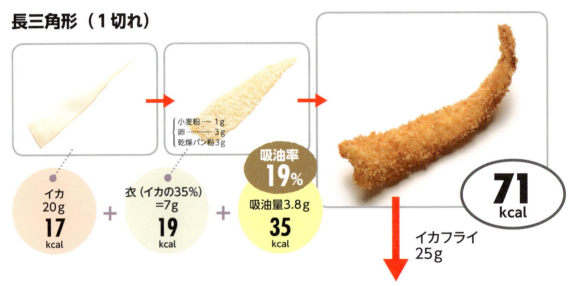

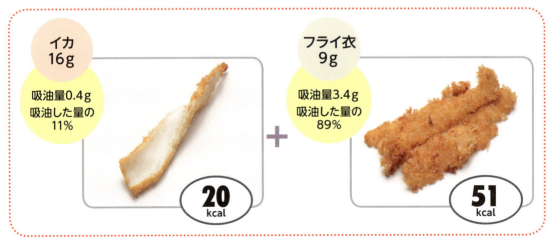

●青じその天ぷらの場合

2枚

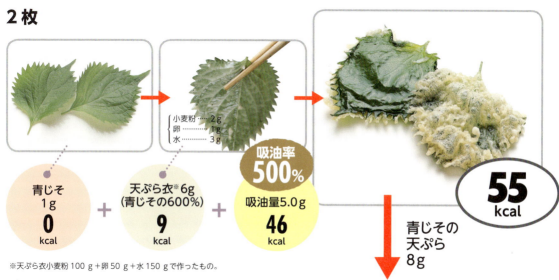

※天ぷら衣小麦粉100g＋卵50g＋水150gで作ったもの。

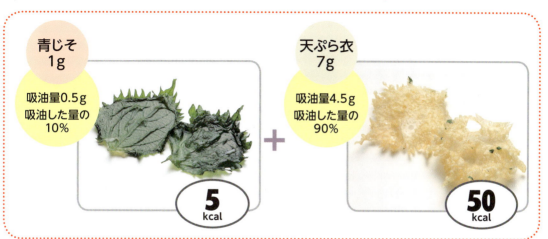

天ぷらの衣が薄いほどエネルギーが下がる

天ぷらの場合、衣が油を吸いやすいので、衣を薄くするとエネルギーを下げることができる。

●エビの天ぷらの場合

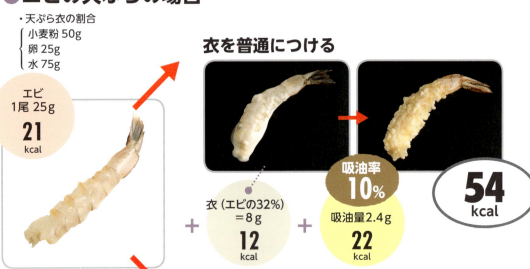

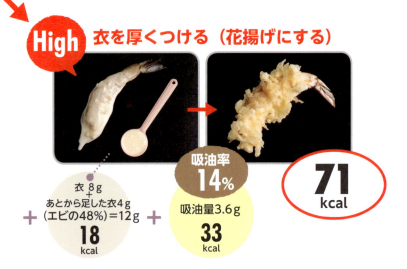

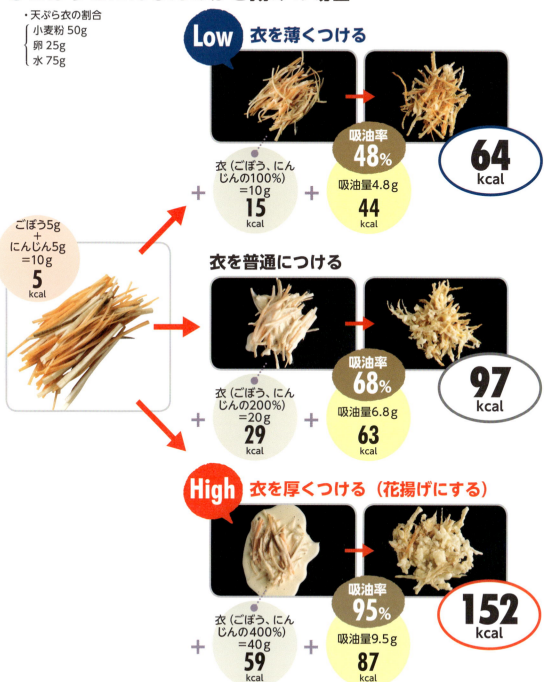

天ぷらの衣の濃さによる吸油量の違い

天ぷらの衣の濃さや混ぜ方によって吸油率は差はないが、付着する衣の量に差がある。普通の濃さでさっくりと混ぜ合わせた衣が、付着するいちばん衣の量が少なく、そのためエネルギーが低い。

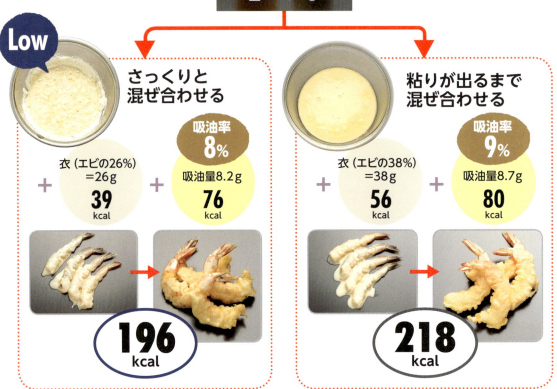

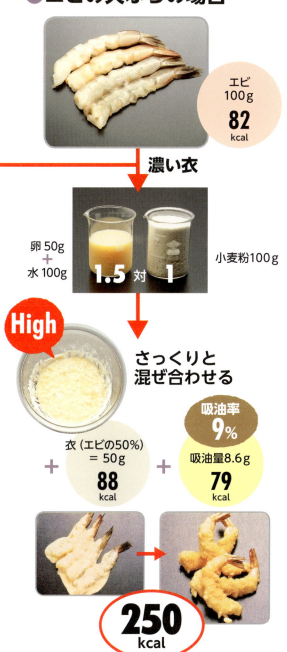
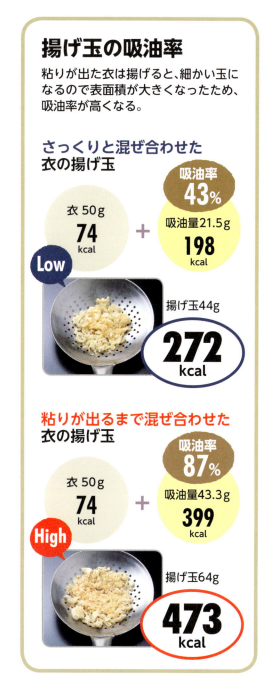

フライの衣が薄いほどエネルギーが下がる

フライの場合、衣が油を吸いやすいので、衣を薄くするとエネルギーを下げることができる。

●エビのフライの場合

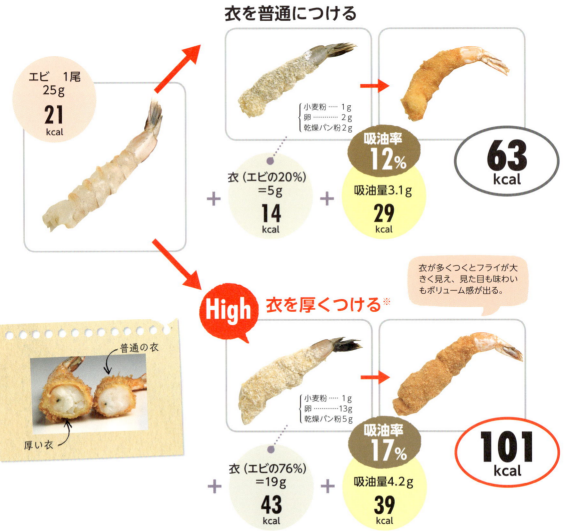

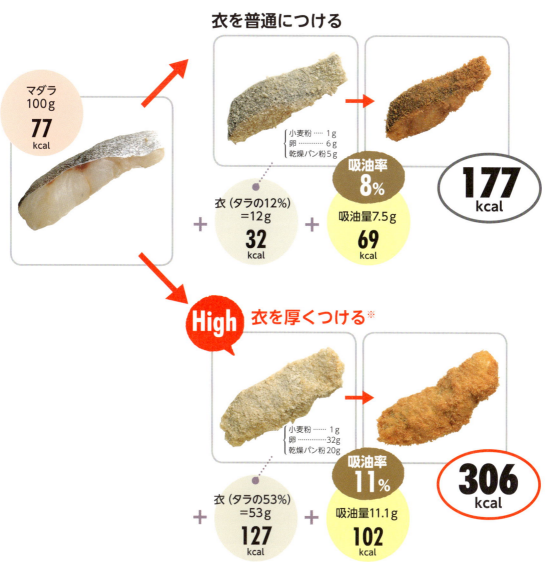

パン粉の種類による吸油量の違い

フライの衣にはパン粉を使うが、その種類によって吸油率が違う。そのため、エネルギーにも差が出る。タラのフライで、それぞれのパン粉を使った場合の吸油率とのエネルギーを比較してみた。結果、乾燥パン粉がいちばん吸油率が低いことがわかる。

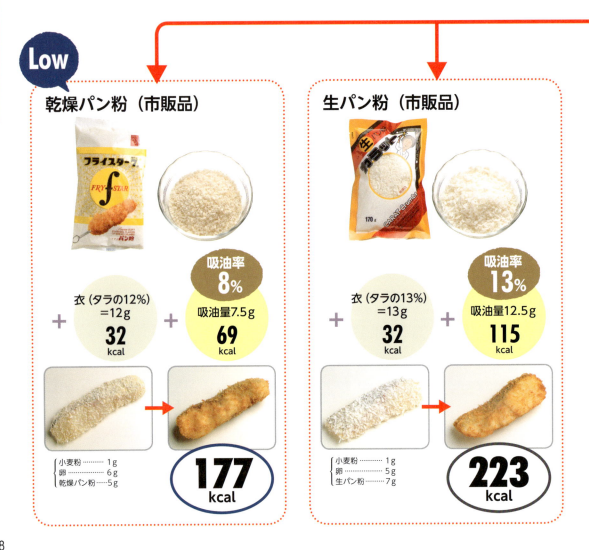

● **タラのフライの場合**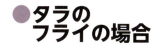

マダラ 100g
77 kcal

High

生パン粉（手作り）

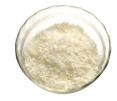

+ 衣（タラの13%）=13g
32 kcal

+ 吸油率 **10%**
吸油量9.5g
87 kcal

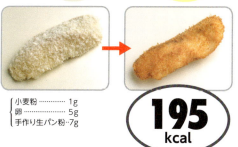

小麦粉……1g
卵……5g
手作り生パン粉…7g

195 kcal

角切り生パン粉（手作り・5mm角）

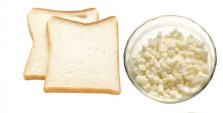

+ 衣（タラの18%）=18g
44 kcal

+ 吸油率 **20%**
吸油量19.8g
182 kcal

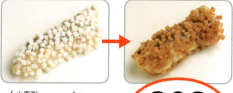

小麦粉……1g
卵……4g
角切り生パン粉…13g

303 kcal

エネルギーを下げる **調理のコツ** 揚げ物

揚げ油の量の違いによる吸油量の違い

揚げ物をたっぷりの油で揚げた場合と、少量の揚げ油でいため揚げした場合とでは、吸油量に大差はない。しかし、揚げあがりの味わいに差が出るようで、たっぷりの油で揚げるほうがカラリと揚がる。

●豚カツの場合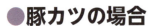

> 少量の油で揚げるいため揚げのほうが、吸油率は多少低いのでエネルギーも低くなる。しかし、いため揚げより、たっぷりの油で揚げたほうが、カラリと揚がる。

豚ロース肉 100g
263 kcal

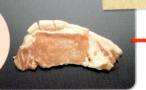
衣（豚肉の21%）=21g
60 kcal

小麦粉……2g
卵…………8g
乾燥パン粉 11g

たっぷりの油で揚げる

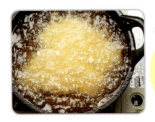

吸油率 **8%**
吸油量 8.2g
76 kcal

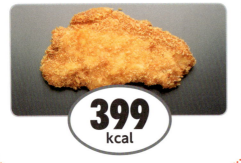

399 kcal

少量の油で揚げる（いため揚げ）

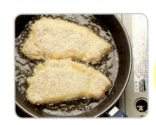

吸油率 **6%**
吸油量 6.4g
59 kcal

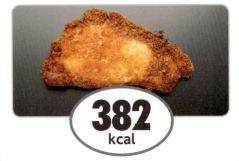

382 kcal

エネルギーを下げる**調理のコツ** 揚げ物

どちらも吸油率は同じで、マイナスの吸油率になる。吸油した油の量より、もともと鶏肉に含まれていた脂肪のほうが多くとけ出たためである。しかし、たっぷりの油で揚げたほうが、エネルギーが多少低く、また、カラリと揚がる。

●鶏肉のから揚げの場合

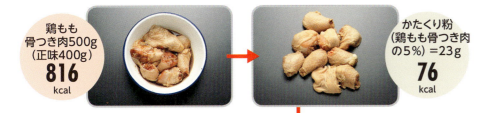

鶏もも骨つき肉500g（正味400g） **816** kcal

かたくり粉（鶏もも骨つき肉の5％）＝23g **76** kcal

たっぷりの油で揚げる

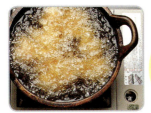

吸油率 **-6%**
吸油量－32.0g
-288 kcal

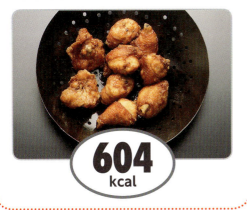

604 kcal

少量の油で揚げる（いため揚げ）

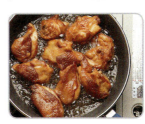

吸油率 **-6%**
吸油量－29.6g
-266 kcal

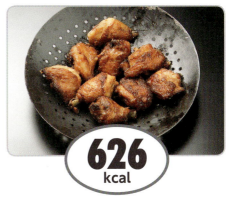

626 kcal

サケのムニエル

まぶした小麦粉をよく払い落とす。

Recipe

材料（1人分）
- 生ザケ……1切れ（80g）
- 塩……少量（0.6g）
- こしょう……少量
- 小麦粉……小さじ1
- サラダ油……小さじ1
- レモン（薄切り）……1枚
- 粉吹き芋（69ページ参照）……70g＋パセリ……少量
- さやえんどう……20g
- サラダ油……小さじ¼
- 塩……少量（0.1g）

作り方
1. サケに塩とこしょうをふり、10分ほどおく。汁けが出てきたら、キッチンペーパーなどでしっかりとふきとる。
2. ①に小麦粉をまぶし、はけなどで小麦粉を払い落とす。
3. フライパンにサラダ油を熱し、②を盛ったときに表になるほうから焼き、裏側も焼いて火を通す。
4. さやえんどうは筋を除いてサラダ油でいため、塩で調味する。
5. 皿の奥に粉吹き芋とさやえんどうのソテーを置き、手前にムニエルを盛ってレモンをのせる。

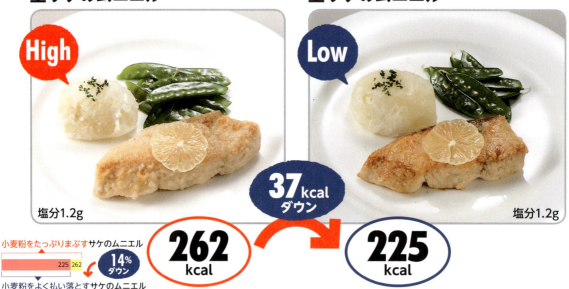

小麦粉をたっぷりまぶした生ザケのムニエル High　塩分1.2g　**262 kcal**

小麦粉をよく払い落とした生ザケのムニエル Low　塩分1.2g　**225 kcal**

37 kcal ダウン

小麦粉をたっぷりまぶすサケのムニエル 262
小麦粉をよく払い落とすサケのムニエル 225
14% ダウン

Point 1

まぶした小麦粉をよく払い落とすことがたいせつ。少量の粉をじょうずに使うには、魚の汁けをよくふきとってから粉をつけ、はけなどでていねいに払うのがコツ。

- 小麦粉を普通にまぶす
  生ザケの10%の小麦粉が付着する。
  生ザケ80g → 小麦粉10% ＝ 8g
  29 kcal

- 粉をよく払い落とす
  生ザケの4%の小麦粉が付着する。
  生ザケ80g → 小麦粉4% ≒ 3g
  11 kcal

18 kcal ダウン

Point 2

小麦粉が多くついていると、ソテーするための油の量も多く必要となり、高エネルギーになりがち。ムニエルやフライでも粉や衣を薄くまぶせば、吸油量が少なくなり、エネルギーも下がる。

- 小麦粉を普通にまぶす（生ザケ80gに小麦粉10%付着）
  ソテー用に必要な油＝6g
  55 kcal

- 粉をよく払い落とす（生ザケ80gに小麦粉4%付着）
  ソテー用に必要な油＝4g
  37 kcal

18 kcal ダウン

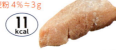

Point 3

フッ素樹脂加工のフライパンでソテーすると、さらにソテー用の油を減らせる。

- 小麦粉を普通にまぶした場合もよく払い落とした場合も同量
  ソテー用に必要な油＝2g
  18 kcal

カキフライ

フライの衣を薄くつける。

Recipe

（衣を薄くつける）
材料（1人分）
カキ ………… 3〜4個（70g）
衣 ┌ 小麦粉…小さじ1⅓（4g）
　├ とき卵 ……… ½個（7g）
　└ 乾燥パン粉
　　　　　…… 大さじ2⅓（7g）
揚げ油
キャベツ ………………… 30g
レモン ………………… 適量

作り方
❶カキは、塩水の中で振り洗いして水けをきる。さらに1個ずつふきんで水けをふきとる。
❷カキに小麦粉、とき卵、パン粉の順に薄くつけ、180℃の油で揚げて火を通す。
❸キャベツはせん切りにして水に放し、パリッとなったらざるにあげて水けをよくきる。皿にカキフライとともに盛り合わせ、レモンを添える。

エネルギーを下げる**調理のコツ** カキフライ

衣を厚くまぶしたカキフライ
High

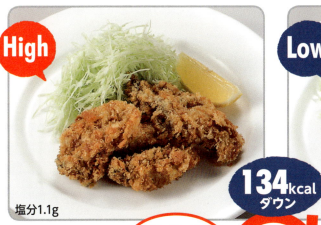

塩分1.1g

332 kcal

衣を薄くまぶしたカキフライ
Low

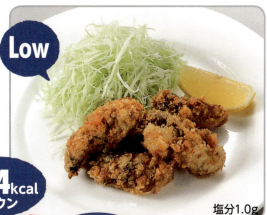

塩分1.0g

198 kcal

134kcal ダウン

衣を厚くまぶしたカキフライ → 198 | 332 → **40%ダウン**
衣を薄くまぶしたカキフライ

Point 1

フライの場合、衣が油を吸いやすい。厚くするとサクサクした食感が楽しめるが、エネルギーが高くなる。反対に衣を薄くすれば、その分吸油量が少なくなり、大幅にエネルギーを下げることができる。

●衣を厚くまぶした場合の衣と吸油する油の量とエネルギー（カキ70gに対して）
小麦粉 10％＝7g（26kcal）
卵 10％＝7g（11kcal）
乾燥パン粉 20％＝14g（52kcal）
吸油率 30％＝21g（193kcal）
合計 **282 kcal**

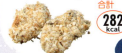

●衣を薄くまぶした場合の衣と吸油する油の量とエネルギー（カキ70gに対して）
小麦粉 5％≒4g（15kcal）
卵 10％＝7g（11kcal）
乾燥パン粉 10％＝7g（26kcal）
吸油率 15％＝10.5g（97kcal）
合計 **149 kcal**

133kcal ダウン

Point 2

カキフライにかけるソースなどによってもエネルギーが変わります。塩分にも気を配りましょう。

	かける分量の目安	エネルギー	塩分
しょうゆ	小さじ1	4kcal	0.9g
ウスターソース	小さじ1	7kcal	0.5g
トマトケチャップ	大さじ½	10kcal	0.3g
中濃ソース	大さじ½	12kcal	0.5g
豚カツソース	大さじ½	12kcal	0.5g
マヨネーズ	大さじ½	40kcal	0.1g
タルタルソース	大さじ½	37kcal	0.2g

エネルギーを下げる調理のコツ　揚げ物

天ぷらそば

天ぷらの衣を薄めにつける。

Recipe

材料（1人分）
- ゆでそば……200g
- エビの天ぷら衣
  - エビ……2尾（60g）
  - 小麦粉……小さじ2（6g）
  - 卵……⅒個強（5g）
  - 水……小さじ1強（6g）
- 揚げ油
- さやえんどう……2枚
- ねぎ……5㎝
- つゆ
  - だし……¾カップ強（180ml）
  - しょうゆ……大さじ1
  - みりん……大さじ1

作り方
① エビは背わたを除いて殻をむき、腹に切れ目を入れ、尾の先端を切って水を絞り出す。衣をつけて180℃に熱した油で揚げる。
② さやえんどうは筋を除いて色よくゆで、ねぎはせん切りにする。
③ みりんを煮立ててだしとしょうゆを入れ、煮立ったらそばを入れる。熱くなったら温めたどんぶりに移し、エビの天ぷら、さやえんどう、ねぎをのせる。

衣を厚くつけた天ぷらそば　High　塩分3.1g　539 kcal

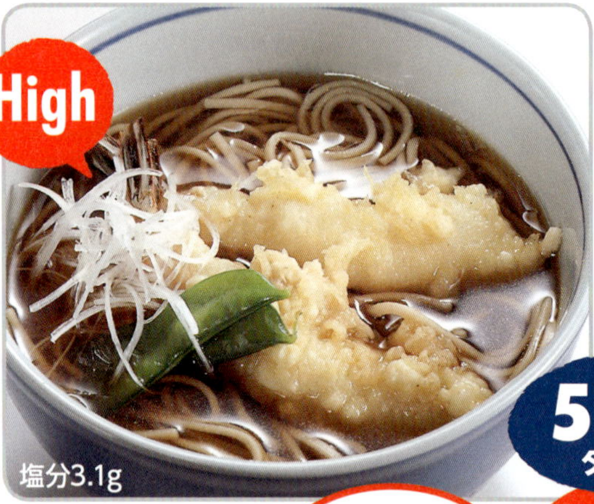

衣を薄くつけた天ぷらそば　Low　塩分3.1g　488 kcal

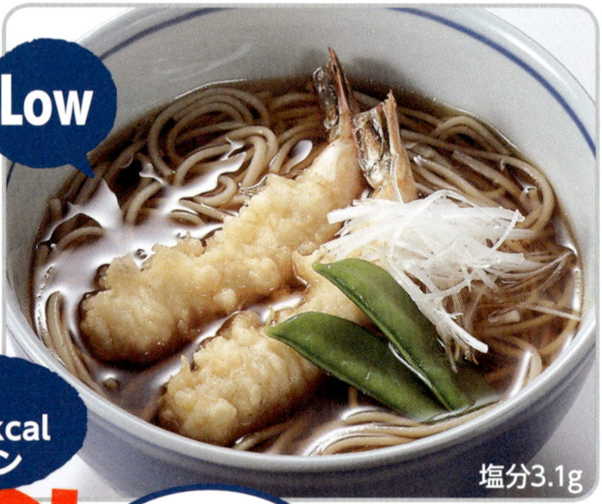

51 kcal ダウン

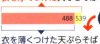
9% ダウン

Point 1

天ぷら衣の小麦粉を材料の10％程度にして、衣は薄めにつけると吸収する油の量が少量ですむのでエネルギーを下げることができる。

● エビの天ぷら・衣を厚めにつける
（エビ2尾60gに対して）
- 小麦粉（20％）…大さじ1⅓（12g）＝44kcal
- 卵…⅒個（5g）＝8kcal
- 水…小さじ1強（6g）
- 吸油率（20％）…12g＝111kcal

合計 **220 kcal**

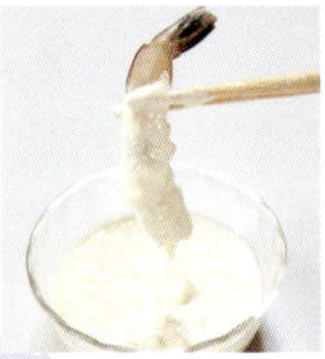

● エビの天ぷら・衣を薄めにつける
（エビ2尾60gに対して）
- 小麦粉（10％）…小さじ2（6g）＝22kcal
- 卵…⅒個（5g）＝8kcal
- 水…小さじ1強（6g）
- 吸油率（15％）…9g＝83kcal

合計 **170 kcal**

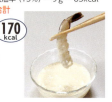
50 kcal ダウン

Point 2

さらにエネルギーを下げるには、めんの量を減らすとよいでしょう。

ゆでそば 1玉 200g　264 kcal

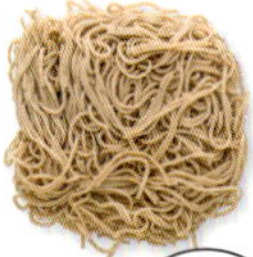

ゆでそば ¾袋 150g　198 kcal

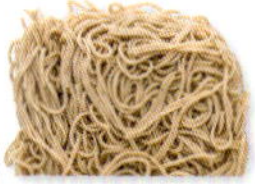

66 kcal ダウン

満足感のある料理にするコツ

　エネルギーを下げると、食べる量が少なくなり、満足感を得られない場合もあります。そんなときは、見た目も食べごたえも満足するようなくふうが必要です。満足感が得られる料理のコツや盛り方のコツを紹介します。

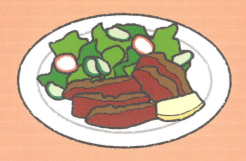

満足感のある料理にするコツ

牛肉料理

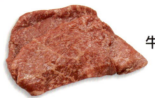

牛もも肉・皮下脂肪なし(70g)を使って。

薄切り肉をゆでて野菜とあえる

薄切り肉は、食べる量が多く感じられ、野菜とあえることで量が増えて満足感が出る。

塩分1.4g　151kcal

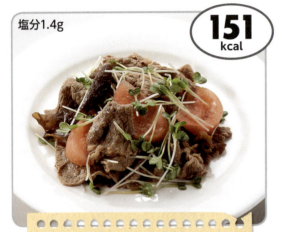

一口大のかたまり肉を串に刺して焼く

串に刺すという演出が非日常的で、少量でも皿に盛ったときにさまになる。串からはずしながら食べるので早食いも防げる。

塩分0.7g　190kcal

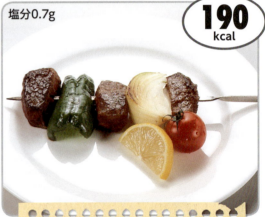

しゃぶしゃぶの中国風あえ物

Recipe

材料（1人分）
- 牛もも肉（薄切り）…70g
- トマト……………50g
- きくらげ・貝割れ菜
　…………各少量
- にんにく・しょうが・あさつき………各少量
- a ┤ しょうゆ…大さじ½
　　│ 砂糖………小さじ⅓
　　└ 酢…………小さじ1

作り方
❶ 牛肉はさっとゆでて水にとり、よく水けをきる。
❷ トマトはくし形に切る。きくらげは水でもどしてさっとゆでて一口大に切り、貝割れ菜は根を切り除く。
❸ にんにく、しょうが、あさつきはみじん切りにし、aと合わせる。
❹ ❶❷を❸であえる。

ブロシェット

Recipe

材料（1人分）
- 牛もも肉（かたまり）………70g
- 塩………………少量(0.6g)
- こしょう………………少量
- 玉ねぎ………………30g
- ピーマン………………10g
- サラダ油………小さじ1¼
- ミニトマト・レモン……各適量

作り方
❶ 牛肉は3切れの角切りにし、塩とこしょうをふる。
❷ 玉ねぎはくし形に切り、ピーマンは種を除く。
❸ 肉と野菜を交互に串に刺し、油を熱したフライパンで焼く。
❹ 皿に盛り、ミニトマトとレモンを添える。

料理のエネギーを下げるには、主材料の肉の量も調整する必要があります。そうすると、もの足りなさを感じるかもしれません。そこで、量が少なくても満足感のある料理にするコツを紹介します。

満足感のある料理にするコツ　牛肉料理

焼いてサラダ仕立てに

肉はたたき風にして、薄く切るとボリューム感が出る。さらにサラダ仕立てにして野菜をプラスすると見た目にも満足感がアップする。

塩分1.0g　203kcal

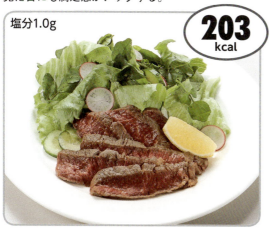

野菜を加えていためる

牛肉を野菜やきのこなどといっしょにいためてかさを増やす。100g以上の野菜などを使うと、副菜も兼ねた料理となる。

塩分1.5g　233kcal

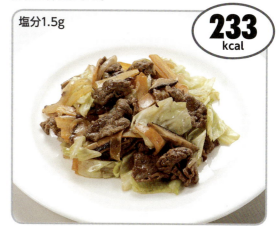

ビーフサラダ

Recipe

材料（1人分）
- 牛もも肉（かたまり）……70g
- 塩……少量（0.6g）
- こしょう……少量
- サラダ油……小さじ¾
- レタス・きゅうり……各20g
- クレソン・ラディシュ・レモン……各適量
- フレンチドレッシング（市販品）……小さじ2

作り方
1. 牛肉はかたまりのまま、塩とこしょうをふる。
2. フライパンにサラダ油を熱し、強火で表面を焼く。
3. 冷めたら薄く切り、野菜とともに彩りよく盛り合わせ、ドレッシングをかける。

肉野菜いため

Recipe

材料（1人分）
- 牛もも肉（薄切り）……70g
- キャベツ……50g
- 玉ねぎ……30g
- にんじん……10g
- 生しいたけ……2枚
- サラダ油……小さじ2
- 塩……小さじ⅙
- しょうゆ……小さじ½

作り方
1. 牛肉は一口大に切る。
2. キャベツ、にんじんは短冊切り、玉ねぎとしいたけは薄切りにする。
3. フライパンにサラダ油を熱して①の牛肉をいため、色が変わったら②を加えていため、塩としょうゆで調味する。

満足感のある料理にするコツ / 豚肉料理

豚肉料理

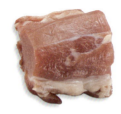

豚ヒレ肉（60g）を使って。

大根でかさを増やす
低エネルギーの大根やこんにゃくといっしょに煮て、エネルギーは上げずにかさを増やす。

酢みその風味をプラス
ゆでた豚肉にたっぷりの野菜や海藻を添える。酢みその香りと酸味で満足感がアップ。

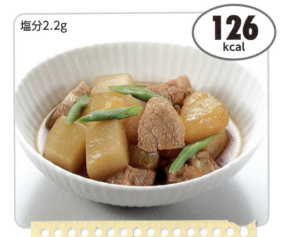

塩分2.2g　126kcal

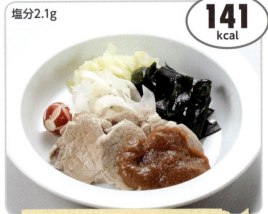

塩分2.1g　141kcal

豚肉と大根の煮物

Recipe

材料（1人分）
- 豚ヒレ肉……60g
- 大根……80g
- こんにゃく……50g
- さやいんげん……2本
- 煮汁
  - だし……½カップ
  - しょうゆ……小さじ2⅓
  - 砂糖……小さじ1⅓
  - 酒……大さじ½

作り方
1. 豚肉は3cm角に切る。
2. 大根は3cm厚さのいちょう切りにして下ゆでする。こんにゃくは3cm角に切って下ゆでする。
3. 小なべに①②と煮汁の全材料を入れて30分煮る。
4. 器に盛り、さやいんげんをゆでて斜め切りにして散らす。

酢みそかけ

Recipe

材料（1人分）
- 豚ヒレ肉……60g
- キャベツ……40g
- うど……15g
- わかめ（もどしたもの）……10g
- ラディシュ……1個
- 酢みそ
  - みそ……小さじ2½
  - 砂糖……小さじ1⅔
  - だし……小さじ1
  - 酢……小さじ½

作り方
1. 豚ヒレ肉は薄切りにしてゆで、さます。
2. キャベツはゆでて食べやすく一口大に切り、うどは薄くかつらむきにしてさらに斜めに5mm幅に切って水に放ち、よりうどにする。わかめは熱湯に通して食べやすく切る。ラディシュは飾り切りにする。
3. みそ、砂糖、だしを小なべに合わせて弱火にかけてよく練り、さまして酢を混ぜ、盛り合わせた肉と野菜に添える。

満足感のある料理にするコツ　豚肉料理

スープでボリュームをプラス

野菜やじゃが芋をたっぷり使った具だくさんスープにすると食べごたえが出る。また、1品で主菜、副菜、汁物を兼ねた料理として活躍する。

塩分2.1g　173 kcal

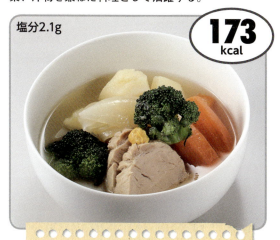

ポトフ

Recipe

材料（1人分）
- 豚ヒレ肉 …………… 60g
- じゃが芋 …………… 60g
- 玉ねぎ ……………… 50g
- にんじん …………… 30g
- ブロッコリー ……… 2房
- ブイヨン（固形スープ⅕個＋水）‥1カップ
- 塩 ……………… 小さじ¼
- マスタード ……… 少量

作り方
1. 豚肉はかたまりのままたこ糸で形を整えて縛り、ブイヨンで30分ゆで、アクを除く。
2. じゃが芋、にんじんは食べやすい大きさに、玉ねぎはくし形に切って①に加え、やわらかく煮る。
3. 豚肉をとり出して糸を除き、食べやすく切る。
4. ブロッコリーを下ゆでし、②に加えて塩で味を調える。
5. 器に豚肉と④を盛り合わせ、マスタードを添える。

野菜と組み合わせる

肉は繊維に沿って細切りにすると嚙みごたえがあり、さらに細切り野菜との組み合わせで満足感が得られる。

塩分1.8g　168 kcal

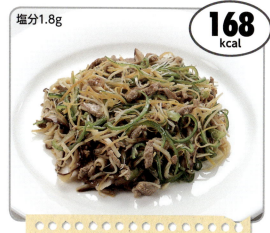

豚肉と野菜のせん切りいため

Recipe

材料（1人分）
- 豚ヒレ肉 …………… 60g
- しょうゆ …………… 小さじ⅓
- 酒 …………………… 小さじ½弱
- ゆで竹の子・ピーマン …… 各20g
- にんじん・ねぎ ……… 各10g
- 生しいたけ …………… 1枚
- サラダ油 ……………… 小さじ2弱
- しょうゆ ……………… 小さじ½
- 塩 ……………………… 小さじ⅙
- 砂糖 …………………… 少量

作り方
1. ヒレ肉は薄切りにして、さらに肉の線維に沿って細切りにし、しょうゆと酒をからめて下味をつける。
2. 野菜としいたけはすべてせん切りにする。
3. ①②を油でいため、全体に火が通ったら、しょうゆ、塩、砂糖を加えて調味する。

鶏肉料理

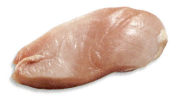

鶏胸肉・皮なし(70g)を使って。

満足感のある料理にするコツ　鶏肉料理

油を使わずに蒸す

蒸し料理は油を使わないので、ヘルシーな料理法。また食感もやわらかく仕上がるので、加熱すると身がかたくなりやすい鶏胸肉にはおすすめ。

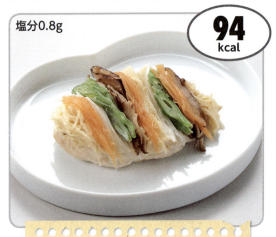

塩分0.8g　94kcal

酒蒸し

Recipe

材料（1人分）
- 鶏胸肉（皮なし）……70g
- 塩………………少量(0.7g)
- 酒………………小さじ½
- ゆで竹の子・にんじん……各10g
- ねぎ・さやえんどう………各5g
- 干ししいたけ………………1枚

作り方
1. 鶏肉を耐熱皿にのせて塩と酒をふる。
2. 干ししいたけはもどす。すべての野菜としいたけはせん切りにする。
3. ①の肉の上に②を彩りよくのせ、蒸気の上がった蒸し器に入れて強火で10分ほど蒸す。ラップをかけて電子レンジ（500W）で2～3分加熱してもよい。

アルミホイルで油いらず

ホイル焼きも油を使わないので、ヘルシーな料理法。野菜やきのこといっしょに調理できるのも便利。

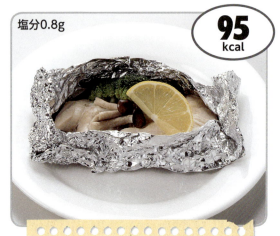

塩分0.8g　95kcal

ホイル焼き

Recipe

材料（1人分）
- 鶏胸肉（皮なし）……70g
- 塩………………少量(0.7g)
- 酒………………小さじ½
- ブロッコリー・しめじ類……各20g
- ねぎ………………………3cm
- レモン（半月切り）………½枚

作り方
1. 鶏肉は大きめのそぎ切りにし、塩と酒をふって下味をつける。
2. ブロッコリーはかためにゆでる。しめじは小房に切り分け、ねぎはせん切りにする。
3. アルミ箔に鶏肉を置き、②をのせて包み、オーブントースターで8～10分焼いて火を通す。
4. 器に盛って、レモンを添える。

黄身酢でさっぱりと

淡泊な鶏胸肉に、油を使わない黄身酢の味わいをプラスして満足感を出す。

たっぷりの野菜をプラス

肉に小麦粉をまぶすので、やわらかくてツルンとした食感が満足感につながる。煮汁のとろみとたっぷりの野菜でボリュームアップ。

塩分1.0g　117 kcal

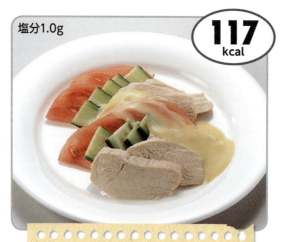

塩分1.5g　141 kcal

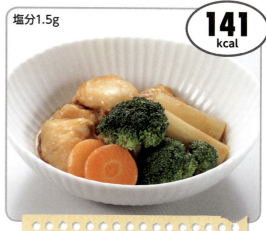

黄身酢かけ

Recipe

材料（1人分）
- 鶏胸肉（皮なし）……70g
- 塩……少量（0.7g）
- 酒……小さじ½
- トマト……40g
- きゅうり……20g

黄身酢
- 卵黄……⅙個分
- 酢……大さじ½
- 砂糖……小さじ1
- 塩……少量（0.2g）

作り方
1. 鶏肉は塩と酒をふって下味をつけ、蒸し器か電子レンジで蒸して火を通し、5㎜厚さにそぎ切りにする。
2. トマトときゅうりは薄く切って①とともに彩りよく盛り合わせる。
3. 小なべに黄身酢の材料を入れ、湯せんにかけてトロリとなるまで混ぜ、さまして②にかける。

治部煮

Recipe

材料（1人分）
- 鶏胸肉（皮なし）‥70g
- しょうゆ……小さじ½
- 酒……小さじ½
- 小麦粉…小さじ1⅓
- にんじん・うど・ブロッコリー……各30g

a
- だし……¼カップ
- しょうゆ・みりん……各小さじ1

作り方
1. 鶏肉は一口大のそぎ切りにしてしょうゆと酒をからめて下味をつける。
2. にんじんは5㎜厚さの輪切りにして下ゆでし、うどは4㎝長さに切る。ブロッコリーは小房に分けてかためにゆでる。
3. aを合わせて煮立て、①の肉に小麦粉をまぶして入れて火を通し、とり出す。残りの煮汁で②の野菜を煮る。
4. 器に肉と野菜を彩りよく盛り合わせ、煮汁をかける。

満足感のある料理にするコツ　鶏肉料理

魚介料理

魚介をボリュームアップする。

刺し身をボリュームアップするには……。

いつもと違う中国風のたっぷりの野菜といっしょに食べる方法がおすすめ。

あらでボリュームを出す

食べるのに手間がかかる料理は早食いを防げる。魚料理の中で、あら料理はその一つ。

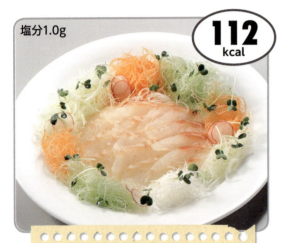

塩分1.0g　112kcal

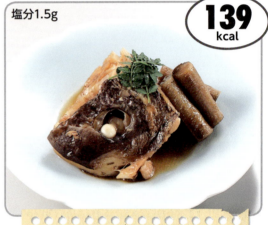

塩分1.5g　139kcal

中国風刺し身

Recipe

材料（1人分）
- タイ（刺し身用）……………… 60g
- にんじん・きゅうり・ねぎ・各20g
- セロリ・貝割れ菜 ………… 各10g
- ラディシュ ……………………… 1個
- たれ ┃ しょうゆ ………… 小さじ1
  ┃ 酢 …………………… 小さじ½
  ┃ ねぎのみじん切り ……… 少量

作り方
① タイは薄くそぎ切りにする。
② にんじんときゅうりはかつらむきにしてせん切りにする。ねぎとセロリはせん切り、貝割れ菜は根を切り除き、ラディシュは薄輪切りにする。
③ タイと野菜を彩りよく盛り合わせ、たれの材料を混ぜ合わせて添える。食べるときにたれをかけ、全体に混ぜ合わせて食べる。

タイのあら煮

Recipe

材料（1人分）
- タイのあら…… 骨つきで110g（60g）
- ごぼう ……………………………… 40g
- しょうゆ ……………… 小さじ1⅔
- 砂糖 …………………… 小さじ1⅓
- みりん ………………… 小さじ½
- 木の芽 …………………………… 適量

作り方
① あらはざるに入れ、たっぷりの熱湯をまわしかける。水にとり、うろこや血などを洗い除く。
② ごぼうはぶつ切りにしてやわらかくゆでる。
③ なべにしょうゆの半量と砂糖、みりんを煮立て、あらを入れる。落としぶたをして20分煮、②と残りのしょうゆを加えて少し煮たら器に盛り、木の芽を天盛りにする。

殻つきのエビでリッチに

有頭エビを使って、殻ごと調理してちょっと豪華な料理に見せる。また食べるのに手間がかかるので、早食いを防げる。

塩分1.5g　172 kcal

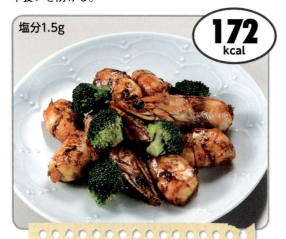

エビのとうがらしいため

Recipe

材料（1人分）
- 有頭エビ
  - 殻つき 140g（85g）
  - 酒 …… 小さじ½弱
- a ねぎ・しょうが・にんにく・赤とうがらしの各みじん切り …… 各少量
- b しょうゆ・酒 …… 各小さじ1
  - 砂糖 …… 小さじ⅓
  - トマトケチャップ …… 小さじ1弱
- サラダ油 …… 大さじ½
- ブロッコリー（ゆでる） …… 50g

作り方
1. エビは殻ごと3つに切り、酒をからめる。
2. エビの汁けをふき、フライパンにサラダ油を熱して強火で手早くいためてaを加え、香りが立ったらbで調味し、ブロッコリーを加え混ぜて器に盛る。

味つけで変化を持たせる

アジのから揚げに、野菜たっぷりのあんをかけると、違う味わいが楽しめ、食べごたえも増して一石二鳥。

塩分1.3g　182 kcal

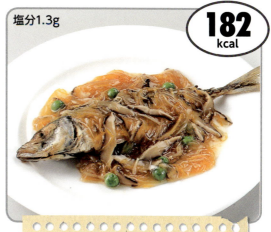

アジの野菜あんかけ

Recipe

材料（1人分）
- アジ 1尾130g（60g）
- 塩 …… 少量（0.3g）
- 小麦粉 …… 小さじ1
- 揚げ油
- 玉ねぎ …… 20g
- ゆで竹の子・にんじん …… 各10g
- 干ししいたけ …… 1枚
- グリーンピース …… 5g
- サラダ油 …… 小さじ½
- a だし …… ⅔カップ
  - しょうゆ …… 小さじ1弱
  - 砂糖 …… 小さじ⅓
- かたくり粉 …… 小さじ⅓
- 水 …… 小さじ⅔

作り方
1. アジはぜいご、えら、内臓をとり除いて下ごしらえし、塩をふって小麦粉を薄くまぶして180℃に熱した揚げ油でカラリと揚げる。
2. 干ししいたけはもどす。グリーンピース以外の野菜としいたけはせん切りにしてサラダ油でいため、aを加えてひと煮立ちしたら水どきかたくり粉でとろみをつけ、グリーンピースを加える。
3. 器にアジのから揚げを盛り、②をかける。

満足感のある料理にするコツ　魚介料理

満足感のある料理にするコツ｜野菜料理

野菜料理

野菜料理は、エネルギーのとりすぎを気にするより、むしろ積極的に食べたいおかずである。一日に野菜350ｇ（緑黄色野菜120ｇ、淡色野菜［きのこ、海藻を含む］230ｇ）が目安量。1品50〜100ｇの野菜のおかずを1食1〜2品組み合わせて、一日350ｇとることが理想である。汁物も具だくさんにすると、野菜のおかずにもなる。野菜のおかずは満足感が得られるので、減量する場合はかならず献立に組み合わせよう。

野菜のお浸しいろいろ

白菜

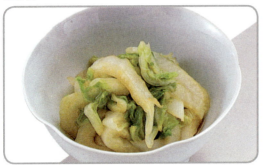

14 kcal　塩分0.6g

小松菜

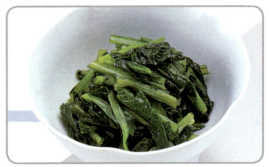

14 kcal　塩分0.6g

キャベツ

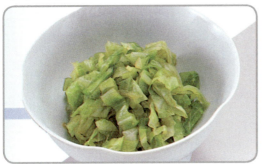

21 kcal　塩分0.6g

さやいんげん

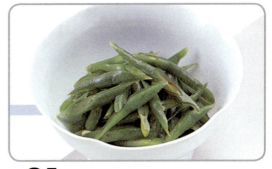

21 kcal　塩分0.6g

野菜のお浸し

Recipe

材料（1人分）
野菜……………80g
浸し地
　しょうゆ…小さじ2/3
　だし………小さじ1

作り方
① 野菜はそれぞれ下処理をして沸騰湯でゆでて水にとり、食べやすく切って水けを絞る。なすはグリルで焼いて食べやすく切ってもよい。
② ゆでた野菜を浸し地であえて器に盛る。

満足感のある料理にするコツ　野菜料理

もやし

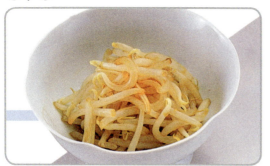

15 kcal　塩分0.6g

ほうれん草

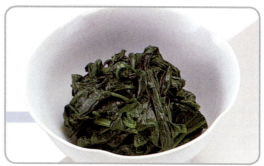

19 kcal　塩分0.6g

春菊

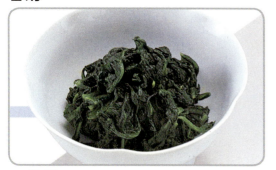

21 kcal　塩分0.7g

なす

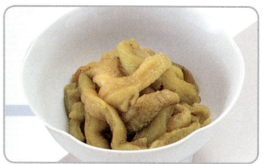

21 kcal　塩分0.6g

栄養価一覧

- 『日本食品標準成分表 2015 年版（七訂）』（文部科学省）に基づいて算出しています。
- 料理については、1 人あたりの成分値です。
- 数値の多少の相違は計算上の端数処理によるものです。

ページ	料理名	エネルギー kcal	食塩相当量 g	たんぱく質 g	脂質 g	炭水化物 g	利用可能炭水化物（単糖当量）g	食物繊維総量 g	ナトリウム mg	カルシウム mg	リン mg	鉄 mg	ビタミンA（レチノール活性当量）μg	ビタミンB₁ mg	ビタミンB₂ mg	ビタミンC mg
|食材を変える|															
22	ビーフカツ（牛リブロース肉）	602	1.0	16.8	52.3	11.4	10.4	1.2	396	26	156	1.4	38	0.10	0.16	22
22	ビーフカツ（牛もも肉・皮下脂肪なし）	374	1.0	23.2	25.1	11.6	10.4	1.2	406	26	226	1.7	27	0.13	0.25	22
22	牛リブロース肉 100g	409	0.1	14.1	37.1	0.2	—	0	40	4	120	1.0	13	0.05	0.12	1
22	牛リブロース肉（皮下脂肪なし） 100g	378	0.1	15.0	33.4	0.2	—	0	42	4	130	0.9	12	0.05	0.13	1
22	牛もも肉 100g	209	0.1	19.5	13.3	0.4	—	0	49	4	180	1.4	3	0.08	0.20	1
22	牛もも肉（皮下脂肪なし） 100g	181	0.1	20.5	9.9	0.4	—	0	50	4	190	1.3	2	0.08	0.21	1
23	ビーフカレー（牛リブロース肉）	525	2.1	18.9	36.9	25.5	21.2	3.1	839	37	198	1.8	217	0.16	0.22	25
23	ビーフカレー（牛もも肉・皮下脂肪なし）	388	2.1	23.2	20.4	25.7	21.2	3.1	839	37	248	2.2	212	0.18	0.26	25
23	カレー用ごはん（普通盛り） 200g	336	0	5.0	0.6	74.2	76.2	0.6	2	6	68	0.2	0	0.04	0.02	0
23	カレー用ごはん（ダイエット盛り） 150g	252	0	3.8	0.5	55.7	57.2	0.5	2	5	51	0.2	0	0.03	0.02	0
23	カレー用ごはん（大盛り） 300g	504	0	7.5	0.9	111.3	114.3	0.9	3	9	102	0.3	0	0.06	0.03	0
23	カレー用ごはん（外食の場合） 300g	504	0	7.5	0.9	111.3	114.3	0.9	3	9	102	0.3	0	0.06	0.03	0
23	カレー用 ナン1枚 90g	236	1.2	9.3	3.1	42.8	41.0	1.8	477	10	69	0.7	0	0.12	0.05	0
23	牛肩ロース肉 100g	318	0.1	16.2	26.4	0.2	—	0	50	4	140	0.9	7	0.06	0.17	1
23	牛肩ロース肉（皮下脂肪なし） 100g	308	0.1	16.5	25.2	0.2	—	0	51	4	140	0.9	7	0.06	0.17	1
23	牛もも肉 100g	209	0.1	19.5	13.3	0.4	—	0	49	4	180	1.4	3	0.08	0.20	1
23	牛もも肉（皮下脂肪なし） 100g	181	0.1	20.5	9.9	0.4	—	0	50	4	190	1.3	2	0.08	0.21	1
24	青椒肉絲（牛バラ肉）	385	1.4	10.3	34.7	4.9	2.4	1.8	544	12	104	1.3	26	0.06	0.12	40
24	青椒肉絲（牛もも肉・皮下脂肪なし フライパン）	214	1.4	15.7	14.1	5.0	2.4	1.8	540	13	160	1.2	18	0.08	0.18	40
24	牛バラ肉 70g	298	0.1	9.0	27.6	0.2	—	0	39	2	77	1.0	9	0.04	0.08	1
24	牛もも肉 70g	146	0.1	13.7	9.3	0.3	—	0	34	3	126	1.0	2	0.06	0.14	1
24	牛もも肉（皮下脂肪なし） 70g	127	0.1	14.4	6.9	0.3	—	0	35	3	133	0.9	1	0.06	0.15	1
24	青椒肉絲（牛バラ肉 フッ素樹脂加工）	348	1.4	10.3	30.7	4.9	2.4	1.8	544	12	104	1.3	26	0.06	0.12	40
24	青椒肉絲（牛もも肉・皮下脂肪なし フッ素樹脂加工）	177	1.4	15.7	10.1	5.0	2.4	1.8	540	13	160	1.2	18	0.08	0.18	40
25	肉じゃが（牛バラ肉）	441	1.9	12.1	31.7	24.2	21.6	1.9	759	18	157	1.6	11	0.15	0.15	32
25	肉じゃが（牛もも肉・皮下脂肪なし）	270	1.9	17.5	11.1	24.2	21.6	1.9	755	19	213	1.6	3	0.17	0.21	32
25	肉じゃが（油なしで煮る）	233	1.9	17.5	7.1	24.2	21.6	1.9	755	19	213	1.6	3	0.17	0.21	32
25	肉じゃが（豚もも肉・皮下脂肪なし）	247	1.9	18.8	8.3	24.1	21.6	1.9	754	19	227	1.2	4	0.77	0.22	32
25	肉じゃが（豚バラ肉）	420	1.9	13.2	28.9	24.0	21.6	1.9	755	18	171	1.1	9	0.47	0.16	32
25	牛バラ肉 70g	298	0.1	9.0	27.6	0.2	—	0	39	2	77	1.0	9	0.04	0.08	1
25	牛もも肉 70g	146	0.1	13.7	9.3	0.3	—	0	34	3	126	1.0	2	0.06	0.14	1
25	牛もも肉（皮下脂肪なし） 70g	127	0.1	14.4	6.9	0.3	—	0	35	3	133	0.9	1	0.06	0.15	1
26	すき焼き（牛リブロース肉）	590	2.8	23.6	46.9	15.0	9.1	3.9	1103	202	279	3.5	166	0.19	0.29	11
26	すき焼き（牛もも肉・皮下脂肪なし）	362	2.8	30.0	19.7	15.5	9.1	4.2	1113	215	351	3.9	155	0.22	0.38	11
26	牛リブロース肉 100g	409	0.1	14.1	37.1	0.2	—	0	40	4	120	1.0	13	0.05	0.12	1
26	牛リブロース肉（皮下脂肪なし） 100g	378	0.1	15.0	33.4	0.2	—	0	42	4	130	0.9	12	0.05	0.13	1
26	牛もも肉 100g	209	0.1	19.5	13.3	0.4	—	0	49	4	180	1.4	3	0.08	0.20	1
26	牛もも肉（皮下脂肪なし） 100g	181	0.1	20.5	9.9	0.4	—	0	50	4	190	1.3	2	0.08	0.21	1
26	生卵1個 50g	76	0.2	6.2	5.2	0.2	0.2	0	70	26	90	0.9	75	0.03	0.22	0
26	ゆでうどん1袋 200g	210	0.6	5.2	0.8	43.2	42.8	1.6	240	12	36	0.4	0	0.04	0.02	0
27	しゃぶしゃぶ（牛リブロース肉）	469	2.1	17.8	39.0	9.6	4.3	3.3	844	119	214	2.5	170	0.16	0.27	22
27	しゃぶしゃぶ（牛もも肉・皮下脂肪なし）	241	2.1	24.2	11.8	9.8	4.3	3.3	854	119	284	2.8	159	0.19	0.36	22
27	しゃぶしゃぶ（豚もも肉・皮下脂肪なし）	208	2.1	25.2	7.9	9.6	4.3	3.3	853	119	304	2.2	160	1.05	0.37	22
27	しゃぶしゃぶ（豚ロース肉）	323	2.1	23.0	21.1	9.6	4.3	3.3	846	119	274	1.8	163	0.80	0.30	22
27	しゃぶしゃぶ（豚バラ肉）	455	2.1	18.1	37.3	9.5	4.3	3.3	854	118	224	2.1	168	0.62	0.28	22
27	ポン酢じょうゆ	14	2.6	1.4	0	2.3	0.3	0	1026	7	30	0.3	0	0.01	0.03	3
27	ごまだれ	63	1.3	1.9	3.3	7.1	5.4	0.8	516	75	49	0.7	0	0.04	0.03	0
27	牛リブロース肉 100g	409	0.1	14.1	37.1	0.2	—	0	40	4	120	1.0	13	0.05	0.12	1
27	牛リブロース肉（皮下脂肪なし） 100g	378	0.1	15.0	33.4	0.2	—	0	42	4	130	0.9	12	0.05	0.13	1
27	牛もも肉 100g	209	0.1	19.5	13.3	0.4	—	0	49	4	180	1.4	3	0.08	0.20	1
27	牛もも肉（皮下脂肪なし） 100g	181	0.1	20.5	9.9	0.4	—	0	50	4	190	1.3	2	0.08	0.21	1
28	牛丼（牛バラ肉）	714	1.8	15.4	32.2	84.0	84.0	1.4	726	22	181	1.5	9	0.10	0.13	5
28	牛丼（牛もも肉・皮下脂肪なし）	543	1.8	20.8	11.6	84.1	84.0	1.4	722	23	237	1.4	1	0.12	0.19	5
28	牛バラ肉 70g	298	0.1	9.0	27.6	0.2	—	0	39	2	77	1.0	9	0.04	0.08	1
28	牛もも肉・皮下脂肪なし 70g	127	0.1	14.4	6.9	0.3	—	0	35	3	133	0.9	1	0.06	0.15	1
28	小丼 180g	302	0	4.5	0.5	66.8	68.6	0.5	2	5	61	0.2	0	0.04	0.02	0
28	丼物 250g	420	0	6.3	0.8	92.8	95.3	0.8	3	8	85	0.3	0	0.05	0.03	0
28	ちらしずし 250g	420	0	6.3	0.8	92.8	95.3	0.8	3	8	85	0.3	0	0.05	0.03	0
28	洋食（普通盛り） 180g	302	0	4.5	0.5	66.8	68.6	0.5	2	5	61	0.2	0	0.04	0.02	0
28	洋食（大盛り） 250g	420	0	6.3	0.8	92.8	95.3	0.8	3	8	85	0.3	0	0.05	0.03	0
28	カレー 250g	420	0	6.3	0.8	92.8	95.3	0.8	3	8	85	0.3	0	0.05	0.03	0
28	松花堂弁当 150g	252	0	3.8	0.5	55.7	57.2	0.5	2	5	51	0.2	0	0.03	0.02	0
28	弁当 200g	336	0	5.0	0.6	74.2	76.2	0.6	2	6	68	0.2	0	0.04	0.02	0
28	重箱 250g	420	0	6.3	0.8	92.8	95.3	0.8	3	8	85	0.3	0	0.05	0.03	0

栄養価一覧

ページ	料理名	エネルギー kcal	食塩相当量 g	たんぱく質 g	脂質 g	炭水化物 g	利用可能炭水化物（単糖当量）g	食物繊維総量 g	ナトリウム mg	カルシウム mg	リン mg	鉄 mg	ビタミンA（レチノール活性当量）μg	ビタミンB1 mg	ビタミンB2 mg	ビタミンC mg
29	豚カツ（豚ロース肉）	456	1.0	22.0	34.4	11.4	10.4	1.2	398	26	216	0.7	31	0.74	0.19	22
29	豚カツ（豚ヒレ肉）	323	1.0	24.9	18.9	11.5	10.4	1.2	412	25	266	1.3	28	1.37	0.29	22
29	豚ロース肉　100g	263	0.1	19.3	19.2	0.2	−	0	42	4	180	0.3	6	0.69	0.15	1
29	豚ロース肉（皮下脂肪なし）　100g	202	0.1	21.1	11.9	0.3	−	0	45	5	200	0.3	5	0.75	0.16	1
29	豚ヒレ肉　100g	130	0.1	22.2	3.7	0.3	−	0	56	3	230	0.9	3	1.32	0.25	1
30	豚肉のしょうが焼き（豚ロース肉）	322	1.4	20.1	24.2	2.4	1.3	0.2	556	12	199	0.7	24	0.70	0.18	2
30	豚肉のしょうが焼き（豚もも肉・皮下脂肪なし）	207	1.4	22.3	11.0	2.4	1.3	0.2	563	12	229	1.1	21	0.95	0.15	2
30	豚ロース肉　100g	263	0.1	19.3	19.2	0.2	−	0	42	4	180	0.3	6	0.69	0.15	1
30	豚ロース肉（皮下脂肪なし）　100g	202	0.1	21.1	11.9	0.3	−	0	45	5	200	0.3	5	0.75	0.16	1
30	豚もも肉　100g	183	0.1	20.5	10.2	0.2	−	0	47	4	200	0.7	4	0.90	0.21	1
30	豚もも肉（皮下脂肪なし）　100g	148	0.1	21.5	6.0	0.2	−	0	49	4	210	0.7	3	0.94	0.22	1
30	豚肉のしょうが焼き（豚ロース肉）フッ素樹脂加工	294	1.4	20.1	21.2	2.4	1.3	0.2	556	12	199	0.7	24	0.70	0.18	2
30	豚肉のしょうが焼き(豚もも肉・皮下脂肪なし)フッ素樹脂加工	179	1.4	22.3	8.0	2.4	1.3	0.2	563	12	229	1.1	21	0.95	0.15	2
31	チキンカツ（鶏胸肉・皮つき）	338	1.0	24.0	21.1	11.3	10.4	1.2	398	26	236	0.7	43	0.14	0.14	24
31	チキンカツ（鶏胸肉・皮なし）	309	1.0	26.0	17.1	11.3	10.4	1.2	401	26	256	0.7	34	0.15	0.15	24
31	鶏胸肉（皮つき）　100g	145	0.1	21.3	5.9	0.1	−	0	42	4	200	0.3	18	0.09	0.10	3
31	鶏胸肉（皮なし）　100g	116	0.1	23.3	1.9	0.1	−	0	45	4	220	0.3	9	0.10	0.11	3
32	鶏肉のから揚げ（鶏もも肉）	304	1.5	17.7	19.3	10.7	9.3	0.5	577	22	196	0.9	41	0.12	0.17	15
32	鶏肉のから揚げ（鶏もも肉・皮なし）	255	1.5	20.1	13.1	10.7	9.3	0.5	584	22	216	0.9	17	0.14	0.21	15
32	鶏もも肉　100g	204	0.2	16.6	14.2	0	−	0	62	5	170	0.6	40	0.10	0.15	3
32	鶏胸肉　100g	145	0.1	21.3	5.9	0.1	−	0	42	4	200	0.3	18	0.09	0.10	3
32	鶏もも肉（皮なし）　100g	127	0.2	19.0	5.0	0	−	0	69	5	190	0.6	16	0.12	0.19	3
32	鶏胸肉（皮なし）　100g	116	0.1	23.3	1.9	0.1	−	0	45	4	220	0.3	9	0.10	0.11	3
32	鶏肉のから揚げ（鶏胸肉）	245	1.4	22.4	11.0	10.8	9.3	0.5	557	21	226	0.6	19	0.11	0.12	15
32	鶏肉のから揚げ（鶏胸肉・皮なし）	244	1.4	24.4	10.0	10.8	9.3	0.5	560	21	246	0.6	10	0.12	0.13	15
32	鶏肉のから揚げ（鶏手羽元）	208	1.0	13.6	12.5	7.6	6.5	0.5	400	22	125	0.6	32	0.07	0.09	14
32	鶏肉のから揚げ（鶏手羽先）	197	0.8	11.2	12.8	6.7	5.6	0.5	334	27	102	0.6	32	0.06	0.07	14
33	チキンカレー（鶏胸肉）	352	2.1	24.0	16.4	25.4	21.2	3.1	831	37	258	1.2	228	0.19	0.15	27
33	チキンカレー（鶏胸肉・皮なし）	323	2.1	26.0	12.4	25.4	21.2	3.1	834	37	278	1.2	219	0.20	0.16	27
33	鶏胸肉　100g	145	0.1	21.3	5.9	0.1	−	0	42	4	200	0.3	18	0.09	0.10	3
33	鶏胸肉・皮なし　100g	116	0.1	23.3	1.9	0.1	−	0	45	4	220	0.3	9	0.10	0.11	3
33	チキンカレー（鶏もも肉）	411	2.2	19.3	24.7	25.3	21.2	3.1	851	38	228	1.5	250	0.20	0.20	27
33	チキンカレー（手羽元・骨つき 100g）	344	2.0	15.4	19.5	25.3	21.2	3.1	787	40	163	1.3	241	0.16	0.12	25
33	チキンカレー（鶏もも肉・皮なし）	334	2.2	21.7	15.5	25.3	21.2	3.1	858	38	248	1.5	226	0.22	0.24	27
33	チキンカレー（ささ身）	309	1.7	25.6	11.3	24.9	21.2	3.1	652	36	278	1.1	215	0.19	0.16	26
34	鶏肉のクリーム煮（鶏もも肉＋牛乳）	352	1.6	20.4	25.0	9.6	7.5	1.9	627	107	275	0.8	293	0.19	0.34	6
34	鶏肉のクリーム煮(鶏もも肉・皮なし＋スキムミルク)	257	1.7	23.6	12.9	11.1	8.7	1.9	659	129	321	0.9	239	0.21	0.42	6
34	鶏もも肉　100g	204	0.2	16.6	14.2	0	−	0	62	5	170	0.6	40	0.10	0.15	3
34	鶏胸肉　100g	145	0.1	21.3	5.9	0.1	−	0	42	4	200	0.3	18	0.09	0.10	3
34	鶏もも肉（皮なし）　100g	127	0.2	19.0	5.0	0	−	0	69	5	190	0.6	16	0.12	0.19	3
34	鶏胸肉（皮なし）　100g	116	0.1	23.3	1.9	0.1	−	0	45	4	220	0.3	9	0.10	0.11	3
34	普通牛乳　80g	54	0.1	2.6	3.0	3.8	3.8	0	33	88	74	0	30	0.03	0.12	1
34	スキムミルク　10g＋水80ml	36	0.1	3.4	0.1	5.3	5.0	0	57	110	100	0.1	1	0.03	0.16	1
35	親子丼（鶏胸肉）	552	2.1	27.0	9.4	81.2	79.3	1.3	802	47	332	1.5	88	0.16	0.32	6
35	親子丼（鶏胸肉・皮なし）	532	2.1	28.4	6.6	81.2	79.3	1.3	805	47	346	1.5	82	0.16	0.33	6
35	鶏胸肉　70g	102	0.1	14.9	4.1	0.1	−	0	29	3	140	0.2	13	0.06	0.07	2
35	鶏胸肉（皮なし）　70g	81	0.1	16.3	1.3	0.1	−	0	32	3	154	0.2	6	0.07	0.08	2
35	ごはん　大盛り 300g	504	0	7.5	0.9	111.3	114.3	0.9	3	9	102	0.3	0	0.06	0.03	0
35	ごはん　普通盛り 200g	336	0	5.0	0.6	74.2	76.2	0.6	2	6	68	0.2	0	0.04	0.02	0
35	ごはん　控えめ盛り 150g	252	0	3.8	0.5	55.7	57.2	0.5	2	5	51	0.2	0	0.03	0.02	0
37	つけじょうゆ	4	0.9	0.5	0	0.6	0.1	0	342	2	10	0.1	0	0	0.01	0
36	刺し身　アカガイ	62	1.4	10.1	0.2	4.3	0.7	0.4	556	39	113	3.7	33	0.15	0.16	5
36	刺し身　イカ	69	1.2	13.7	0.4	1.9	0.7	0.4	486	18	204	0.2	17	0.05	0.05	5
36	刺し身　カツオ（春獲り）	89	1.0	18.7	0.4	1.7	0.8	0.4	376	17	210	1.5	12	0.10	0.14	3
36	刺し身　ヒラメ	89	0.9	15.5	1.8	1.9	0.7	0.4	375	16	176	0.2	15	0.16	0.07	11
37	刺し身　アジ	96	1.1	14.5	2.9	2.0	0.7	0.4	423	19	169	0.8	14	0.11	0.16	4
37	刺し身　マグロ（赤身）	97	0.9	19.2	1.0	1.9	0.7	0.4	380	14	204	0.9	67	0.08	0.05	5
36	刺し身　シマアジ	128	0.9	16.0	5.6	1.9	0.7	0.4	383	22	190	0.7	16	0.18	0.12	4
36	刺し身　ハマチ	152	0.9	15.4	8.4	2.1	0.7	0.4	371	14	169	0.9	38	0.13	0.18	6
36	刺し身　しめサバ	247	2.0	13.7	18.9	3.1	0.7	0.4	794	17	127	0.9	19	0.10	0.21	4
36	刺し身　マグロ（トロ）	251	0.7	14.8	19.3	1.9	0.7	0.4	396	16	141	1.3	198	0.04	0.07	7
37	タコ　70g	53	0.5	11.5	0.5	0.1	−	0	196	11	112	0.4	4	0.02	0.06	0
37	イカ　70g	60	0.4	13.0	0.6	0.1	−	0	140	7	189	0.1	6	0.04	0.03	1
37	アマエビ　70g	61	0.2	13.9	0.2	0.1	−	0	210	35	168	0.1	2	0.01	0.01	1
37	ホタテ貝柱　70g	62	0.2	11.8	0.2	2.5	−	0	84	5	161	0.1	1	0.01	0.04	1
37	スズキ　70g	86	0.1	13.9	2.9	0	−	0	57	8	147	0.1	126	0.01	0.14	2
37	イサキ　70g	89	0.1	12.0	4.0	0.1	−	0	112	15	154	0.3	29	0.04	0.08	0
37	タイ　70g	102	0.1	14.8	4.1	0.1	−	0	30	5	182	0.1	7	0.22	0.06	2
37	カツオ（秋獲り）　70g	116	0.1	17.5	4.3	0.1	−	0	27	6	182	1.3	14	0.07	0.11	0
37	イワシ　70g	118	0.1	13.4	6.4	0.1	−	0	57	52	161	1.5	6	0.02	0.27	0
37	サーモン　70g	166	0.1	14.1	11.3	0.1	−	0	29	6	175	0.2	12	0.15	0.06	1
37	サバ　70g	173	0.2	14.4	11.8	0.2	−	0	77	4	154	0.8	26	0.15	0.21	1
37	ブリ　70g	180	0.1	15.0	12.3	0.2	−	0	22	4	91	0.9	35	0.16	0.25	1
38	イワシの塩焼き	140	1.2	17.5	6.4	1.6	0.9	0.4	460	74	212	1.8	5	0.09	0.30	3
38	アジの塩焼き	117	1.2	17.1	4.2	1.5	0.9	0.4	509	73	216	0.6	5	0.10	0.10	3
38	魚の塩焼き（カマス）	97	1.1	14.7	3.1	1.5	0.9	0.4	446	44	126	0.3	8	0.03	0.09	3

栄養価一覧

ページ	料理名	エネルギー kcal	食塩相当量 g	たんぱく質 g	脂質 g	炭水化物 g	利用可能炭水化物（単糖当量） g	食物繊維総量 g	ナトリウム mg	カルシウム mg	リン mg	鉄 mg	ビタミンA（レチノール活性当量）μg	ビタミンB1 mg	ビタミンB2 mg	ビタミンC mg
38	魚の塩焼き（生ザケ）	108	1.0	17.4	3.0	1.5	0.9	0.4	401	19	191	0.4	8	0.11	0.16	4
38	魚の塩焼き（アジ）	117	1.2	17.1	4.2	1.5	0.9	0.4	509	73	216	0.6	5	0.10	0.10	3
38	魚の塩焼き（サワラ）	134	1.0	15.1	6.8	1.5	0.9	0.4	410	21	204	0.7	10	0.06	0.22	3
38	魚の塩焼き（イワシ）	140	1.2	17.5	6.4	1.6	0.9	0.4	460	74	212	1.8	5	0.09	0.30	3
38	魚の塩焼き（サバ）	204	1.1	15.9	13.9	1.7	0.9	0.4	428	14	182	1.1	21	0.19	0.24	3
38	魚の塩焼き（ブリ）	207	1.0	17.6	13.5	1.6	0.9	0.4	380	12	121	1.6	28	0.17	0.26	5
38	魚の塩焼き（サンマ）	217	1.3	18.9	14.0	1.6	0.9	0.4	533	37	180	1.4	9	0.01	0.24	3
39	サワラの西京焼き	160	1.0	16.7	7.9	3.0	0	0.4	388	16	184	0.9	10	0.08	0.29	0
39	アマダイの西京焼き	109	1.0	15.6	3.1	2.9	0	0.4	394	52	160	0.5	22	0.04	0.05	1
39	サワラ 80g	142	0.2	16.1	7.8	0.1	0	0	52	10	176	0.6	10	0.07	0.28	0
39	アマダイ 80g	90	0.2	15.0	2.9	0	0	0	58	46	152	0.4	22	0.03	0.05	1
39	西京焼き（アマダイ）80g	109	1.0	15.6	3.1	2.9	0	0.4	394	52	160	0.5	22	0.04	0.05	1
39	西京焼き（生ザケ）80g	125	1.0	18.4	3.5	3.0	0	0.4	389	17	200	0.6	9	0.12	0.17	1
39	西京焼き（メカジキ）80g	141	1.0	16.0	6.3	3.0	0	0.4	393	8	216	0.6	49	0.05	0.08	1
39	西京焼き（マナガツオ）80g	158	1.2	14.3	8.9	2.9	0	0.4	464	23	160	0.5	72	0.18	0.11	1
39	西京焼き（サワラ）80g	160	1.0	16.7	7.9	3.0	0	0.4	388	16	184	0.9	10	0.08	0.29	0
39	西京焼き（ギンダラ）80g	204	1.0	11.5	15.1	2.9	0	0.4	395	18	152	0.5	1200	0.04	0.09	0
40	ブリの照り焼き	230	1.1	17.8	14.1	3.8	1.8	0.4	447	13	121	1.2	40	0.20	0.31	7
40	生ダラの照り焼き	86	1.3	14.7	0.2	3.6	1.8	0.4	510	35	201	0.3	8	0.09	0.10	5
40	ブリ 80g	206	0.1	17.1	14.1	0.2	0	0	26	4	104	1.0	40	0.18	0.29	2
40	生ダラ 80g	62	0.2	14.1	0.2	0.1	0	0	88	26	184	0.2	8	0.08	0.08	0
40	生ダラの照り焼き 80g	77	1.1	14.5	0.2	1.6	0.1	0	430	27	194	0.3	8	0.08	0.09	0
40	生ザケの照り焼き 80g	122	1.0	18.3	3.3	1.6	0.1	0	395	13	202	0.5	9	0.12	0.18	1
40	メカジキの照り焼き 80g	138	1.0	15.8	6.1	1.6	0.1	0	399	4	218	0.5	49	0.05	0.08	1
40	サワラの照り焼き 80g	157	1.0	16.5	7.8	1.6	0.1	0	394	12	186	0.7	10	0.08	0.29	0
40	サバの照り焼き 80g	213	1.1	16.9	13.4	1.7	0.1	0	430	7	186	1.1	30	0.17	0.26	1
40	ブリの照り焼き 80g	221	1.0	17.6	14.1	1.7	0.1	0	368	6	114	1.1	40	0.19	0.30	2
41	ギンダラの煮物	204	1.4	11.7	14.9	4.0	3.3	0	536	16	165	0.4	1200	0.05	0.10	0
41	子持ちガレイの煮つけ	133	1.4	16.7	5.0	4.1	3.3	0	538	20	181	0.3	10	0.16	0.18	3
41	ギンダラ 80g	186	0.2	10.9	14.9	0	0	0	59	12	144	0.2	1200	0.04	0.08	0
41	子持ちガレイ 80g	114	0.2	15.9	5.0	0.1	0	0	62	16	160	0.2	10	0.15	0.16	3
41	魚の煮つけ（タラ）80g	80	1.5	14.9	0.2	4.1	3.3	0	564	30	205	0.3	8	0.09	0.10	0
41	魚の煮つけ（メバル一尾180g）80g	106	1.4	15.3	2.8	4.0	3.3	0	536	68	181	0.5	9	0.07	0.16	2
41	魚の煮つけ（アジ一尾180g）80g	120	1.5	16.6	3.6	4.1	3.3	0	580	57	205	0.6	6	0.11	0.12	5
41	魚の煮つけ（子持ちガレイ）80g	133	1.4	16.7	5.0	4.1	3.3	0	538	20	181	0.3	10	0.15	0.16	3
41	魚の煮つけ（キンメダイ）80g	147	1.3	15.0	7.2	4.1	3.3	0	524	29	413	0.3	50	0.03	0.06	1
41	魚の煮つけ（ギンダラ）80g	204	1.4	11.7	14.9	4.0	3.3	0	536	16	165	0.4	1200	0.05	0.10	0
41	魚の煮つけ（サバ）80g	216	1.5	17.3	13.4	4.3	3.3	0	564	9	197	1.1	30	0.18	0.27	1
42	サバのムニエル	338	1.4	17.0	19.8	20.9	18.6	2.6	564	26	206	1.4	250	0.27	0.29	42
42	舌ビラメのムニエル	229	1.5	15.7	9.2	20.1	18.1	2.4	585	51	159	0.7	246	0.14	0.17	29
42	サバ 70g	173	0.2	14.4	11.8	0.2	0	0	77	4	154	0.8	26	0.15	0.22	1
42	舌ビラメ 70g	67	0.3	13.4	1.1	0	0	0	98	25	112	0.2	21	0.04	0.10	1
42	ムニエル（サバ・粉少なめ）	305	1.4	16.4	17.8	18.1	15.7	2.3	564	29	199	1.3	250	0.24	0.28	29
42	ムニエル（舌ビラメ・粉少なめ）	199	1.5	15.5	7.1	17.9	15.7	2.3	585	50	157	0.7	246	0.14	0.17	29
42	ムニエル（舌ビラメ）70g	120	0.9	13.8	5.2	3.4	3.3	0.2	332	28	115	0.2	21	0.05	0.10	4
42	ムニエル（スズキ）70g	139	0.7	14.2	7.0	3.4	3.3	0.2	291	11	150	0.2	126	0.02	0.14	5
42	ムニエル（ニジマス）70g	142	0.7	14.1	7.3	3.5	3.3	0.2	269	20	171	0.2	12	0.15	0.07	4
42	ムニエル（生ザケ）70g	146	0.7	16.0	7.3	3.5	3.3	0.2	280	13	171	0.4	8	0.11	0.15	4
42	ムニエル（タイ）70g	177	0.7	15.0	10.7	3.5	3.3	0.2	271	11	171	0.2	8	0.23	0.06	5
42	ムニエル（サバ）70g	226	0.8	14.8	15.8	3.6	3.3	0.2	311	7	157	0.9	26	0.15	0.22	4
43	イワシのフライ	263	0.8	15.3	17.9	8.1	8.1	0.4	329	57	180	1.7	12	0.04	0.29	3
43	生ダラのフライ	199	0.9	14.2	11.6	8.0	8.1	0.4	349	28	180	0.3	13	0.09	0.09	3
43	イワシ 70g	118	0.1	14.2	6.4	0.1	0	0	57	52	161	1.5	6	0.02	0.27	0
43	生ダラ 70g	54	0.2	12.3	0.1	0.1	0	0	77	22	161	0.1	7	0.07	0.07	0
43	魚のフライ（エビフライ2尾60g）	170	0.4	12.5	9.9	6.3	6.5	0.3	122	44	141	0.3	5	0.06	0.03	0
43	魚のフライ（生ダラ）70g	199	0.9	14.2	11.6	8.0	8.1	0.4	349	28	180	0.3	13	0.09	0.09	3
43	魚のフライ（アジ）70g	233	0.9	15.7	14.6	8.0	8.1	0.4	363	52	180	0.6	11	0.11	0.11	3
43	魚のフライ（生ザケ）70g	238	0.8	17.5	14.3	8.0	8.1	0.4	318	15	187	0.5	14	0.12	0.17	3
43	魚のフライ（イワシ）70g	263	0.8	15.3	17.9	8.1	8.1	0.4	329	57	180	1.7	12	0.04	0.29	3
43	魚のフライ（イカリング）70g	277	0.5	16.0	16.3	14.7	15.3	0.7	221	18	210	0.4	20	0.08	0.07	3
44	イワシの南蛮漬け	246	1.2	14.8	15.0	10.5	9.4	0.6	456	61	181	1.7	7	0.04	0.29	2
44	ワカサギの南蛮漬け	182	1.4	11.4	9.7	10.5	9.4	0.6	539	324	265	0.8	70	0.03	0.12	5
44	南蛮漬け（ワカサギ）70g	158	1.4	11.4	8.3	8.2	7.0	0.5	539	323	263	0.8	70	0.02	0.12	5
44	南蛮漬け（キス）70g	160	1.2	14.0	7.2	8.1	7.0	0.5	469	27	144	0.3	2	0.08	0.04	5
44	南蛮漬け（スズキ）70g	190	1.2	14.9	10.0	8.1	7.0	0.5	456	17	165	0.3	127	0.03	0.16	4
44	南蛮漬け（アジ）70g	192	1.2	14.9	10.2	8.2	7.0	0.5	490	55	179	0.6	6	0.11	0.11	2
44	南蛮漬け（生ザケ）70g	197	1.2	16.7	9.9	8.2	7.0	0.5	446	18	186	0.5	9	0.12	0.17	5
44	南蛮漬け（イワシ）70g	222	1.2	14.5	13.5	8.3	7.0	0.5	456	60	179	1.7	7	0.04	0.29	2
44	イワシ 70g	118	0.1	13.4	6.4	0.1	0	0	57	52	161	1.5	6	0.02	0.27	0
44	ワカサギ 70g	54	0.4	10.1	1.2	0.1	0	0	140	315	245	0.6	69	0.01	0.10	1
44	ワカサギの南蛮漬け（衣普通）	182	1.4	11.4	9.7	10.5	9.4	0.6	539	324	265	0.8	70	0.03	0.12	5
44	ワカサギの南蛮漬け（衣薄い）	158	1.4	11.2	8.3	8.2	7.0	0.5	539	323	263	0.8	70	0.02	0.12	5
45	つくねの煮物（普通の豚ひき肉）	254	1.4	15.6	17.8	6.1	4.3	0.9	561	18	127	1.2	10	0.59	0.22	14
45	つくねの煮物（赤身の豚ひき肉）	183	1.4	18.7	8.9	6.2	4.3	0.9	554	17	199	0.9	13	0.79	0.22	14
45	豚ひき肉 80g	189	0.1	14.2	13.8	0.1	—	0	46	5	96	0.8	7	0.55	0.18	1
45	赤身の豚ひき肉 80g	118	0.1	17.2	4.8	0.2	—	0	39	3	168	0.6	2	0.75	0.18	1

栄養価一覧

ページ	料理名	エネルギー kcal	食塩相当量 g	たんぱく質 g	脂質 g	炭水化物 g	利用可能炭水化物（単糖当量）g	食物繊維総量 g	ナトリウム mg	カルシウム mg	リン mg	鉄 mg	ビタミンA（レチノール活性当量）μg	ビタミンB1 mg	ビタミンB2 mg	ビタミンC mg
45	豆腐入りつくねの煮物	195	1.4	11.8	13.0	6.9	4.7	1.1	567	59	134	1.2	14	0.35	0.14	14
46	ハンバーグ（普通の合いびき肉）	389	1.5	20.2	29.1	9.0	6.3	2.1	599	41	163	2.3	331	0.46	0.31	7
46	ハンバーグ（赤身の合いびき肉）	300	1.5	23.8	17.9	9.1	6.3	2.1	588	39	253	1.6	322	0.58	0.32	7
46	豆腐入りハンバーグ	298	1.5	14.8	21.6	9.7	6.7	2.3	598	81	163	1.9	325	0.30	0.23	6
46	普通の合いびき肉 100g（牛50g＋豚50g）	254	0.2	17.4	19.2	0.2	−	0	61	6	110	1.7	11	0.39	0.21	1
46	赤身の合いびき肉 100g（牛50g＋豚50g）	165	0.1	21.0	8.0	0.3	−	0	50	4	200	1.0	3	0.51	0.22	1
47	メンチカツ（普通の合いびき肉）	445	1.1	21.6	30.6	18.2	17.2	1.8	446	36	166	2.3	40	0.45	0.27	24
47	メンチカツ（赤身の合いびき肉）	356	1.1	25.2	19.4	18.3	17.2	1.8	435	34	256	1.6	32	0.57	0.28	24
48	ツナサンド（ツナ油漬け）	558	2.2	22.2	30.6	48.1	50.0	2.8	850	44	215	1.1	68	0.09	0.08	6
48	ツナサンド（ツナ水煮）	421	1.9	21.1	15.9	48.1	50.0	2.8	759	45	215	1.2	70	0.09	0.09	6
48	ツナ油漬け 缶詰め 70g	187	0.6	12.4	15.2	0.1	0	0	238	3	112	0.4	6	0.01	0.02	0
48	ツナ水煮 缶詰め 70g	50	0.4	11.2	0.5	0.1	0	0	147	4	112	0.4	7	0.01	0.03	0
49	ハムサンド（ロースハム）	498	3.5	22.7	23.7	48.3	49.4	2.6	1376	46	366	1.3	70	0.56	0.15	43
49	ハムサンド（ボンレスハム）	436	3.7	24.5	15.7	48.7	49.4	2.6	1456	45	366	1.4	70	0.80	0.28	43
49	ロースハム 80g	157	1.6	13.2	11.1	1.0	0	0	800	6	272	0.4	4	0.48	0.10	40
49	ボンレスハム 80g	94	2.2	15.0	3.2	1.4	0	0	880	6	272	0.6	0	0.72	0.22	39
49	ボンレスハム 100g	118	2.8	18.7	4.0	1.8	−	0	1100	8	340	0.7	Tr	0.90	0.28	49
49	プレスハム 100g	118	2.4	15.4	4.5	3.9	−	0	930	8	260	1.2	Tr	0.55	0.18	43
49	ショルダーベーコン 100g	186	2.4	17.2	11.9	2.5	−	0	940	12	290	0.8	4	0.58	0.34	39
49	ロースハム 100g	196	2.5	16.5	13.9	1.3	−	0	1000	10	340	0.5	Tr	0.60	0.12	50
49	骨つきハム 100g	219	2.5	16.7	16.6	0.8	−	0	970	6	210	0.7	4	0.24	0.24	39
49	ショルダーハム 100g	231	1.6	16.1	18.2	0.6	−	0	640	7	270	1.0	4	0.70	0.35	55
49	生ハム 促成 100g	247	2.8	24.0	16.6	0.5	−	0	1100	6	200	0.7	5	0.92	0.18	18
49	生ハム 長期熟成 100g	268	5.6	25.7	18.4	0	−	0	2200	11	200	1.2	5	0.90	0.27	Tr
49	ベーコン 100g	405	2.0	12.9	39.1	0.3	−	0	800	6	230	0.6	6	0.47	0.14	35
50	かぼちゃのポタージュ（生クリーム入り）	154	1.0	1.6	10.2	13.7	11.0	2.2	400	20	36	0.3	277	0.05	0.07	26
50	かぼちゃのポタージュ（牛乳入り）	99	1.0	1.8	4.0	13.9	11.3	2.2	402	28	43	0.3	225	0.05	0.08	26
50	生クリーム 大さじ1	65	0	0.3	6.8	0.5	0.4	0	4	9	8	0	59	0	0.01	0
50	牛乳 大さじ1	10	0	0.5	0.6	0.7	0.7	0	6	17	14	0	6	0.01	0.02	0

調理法を変える

ページ	料理名	エネルギー kcal	食塩相当量 g	たんぱく質 g	脂質 g	炭水化物 g	利用可能炭水化物（単糖当量）g	食物繊維総量 g	ナトリウム mg	カルシウム mg	リン mg	鉄 mg	ビタミンA（レチノール活性当量）μg	ビタミンB1 mg	ビタミンB2 mg	ビタミンC mg
53	牛もも肉（脂身つき） 100g 生	209	0.1	19.5	13.3	0.4	−	0	49	4	180	1.4	3	0.08	0.20	1
52	牛もも肉（脂身つき） 100g ゆでる	190	0.1	19.5	11.3	0.4	−	0	49	4	180	1.4	3	0.08	0.20	1
52	牛もも肉（脂身つき） 100g 蒸す	190	0.9	19.5	11.3	0.4	−	0	361	4	180	1.4	3	0.08	0.20	1
53	牛もも肉（脂身つき） 100g 網焼き	192	0.9	19.5	13.2	0.4	−	0	361	4	180	1.4	3	0.08	0.20	1
53	牛もも肉（脂身つき） 100g いためる（フッ素樹脂加工のフライパン）	214	0.9	19.5	14.6	0.4	−	0	361	4	180	1.4	3	0.08	0.20	1
52	牛もも肉（脂身つき） 100g 煮る	220	0.8	19.9	13.3	1.5	0.1	0	334	6	188	1.5	3	0.08	0.21	1
52	牛もも肉（脂身つき） 100g いためる（鉄のフライパン）	242	0.9	19.5	17.6	0.4	−	0	361	4	180	1.4	3	0.08	0.20	1
53	牛もも肉（脂身つき） 100g 揚げる	330	0.8	21.2	26.7	8.9	8.1	0.3	340	10	201	1.6	9	0.10	0.23	1
55	アジ一尾 160g（正味70g）	88	0.2	13.8	3.2	0.1	−	0	91	46	161	0.4	5	0.09	0.09	0
54	アジ一尾 160g 塩焼き	92	1.1	13.2	3.2	1.5	0.9	0.4	443	58	168	0.5	4	0.08	0.08	3
54	アジ一尾 160g 刺し身	96	1.1	14.5	2.9	2.0	0.7	0.4	423	19	169	0.8	14	0.11	0.16	4
55	アジ一尾 160g たたき	97	1.1	14.5	2.9	2.3	0.8	0.8	429	20	171	1.0	18	0.11	0.17	3
55	アジ一尾 160g 煮つけ	104	1.1	14.3	3.2	3.7	3.2	0	433	48	171	0.5	5	0.09	0.10	1
54	アジ一尾 160g ムニエル	133	0.8	14.1	6.7	2.7	2.5	0.2	325	49	163	0.5	5	0.10	0.09	3
54	アジ一尾 160g から揚げ	159	0.8	14.4	8.9	4.3	3.5	0.6	327	60	171	0.5	6	0.11	0.10	15
55	アジ一尾 160g 天ぷら	227	1.1	15.2	14.2	7.6	7.3	0.3	450	57	181	0.6	11	0.11	0.12	3
55	アジ一尾 160g フライ	245	0.9	15.9	14.7	10.5	10.6	0.7	363	55	182	0.6	11	0.12	0.12	5
56	鶏胸肉（皮なし） 70g	81	0.1	16.3	1.3	0.1	−	0	32	5	154	0.2	6	0.07	0.08	2
56	鶏胸肉（皮なし） 70g 素揚げ	113	0.6	16.3	4.8	0.1	0	0	227	5	154	0.2	6	0.07	0.08	2
56	鶏胸肉（皮なし） 70g から揚げ	146	0.6	16.3	6.9	3.3	3.6	0	227	3	156	0.2	6	0.07	0.08	2
56	鶏胸肉（皮なし） 70g 天ぷら	210	0.6	17.4	12.3	5.4	5.6	0.2	232	6	165	0.3	12	0.08	0.10	2
56	鶏胸肉（皮なし） 70g フライ	221	0.7	18.1	12.8	6.8	7.2	0.4	264	8	172	0.4	12	0.08	0.10	2
57	鶏肉のから揚げ 粉をたっぷりつける	171	0.6	16.9	8.4	5.4	5.6	0.2	227	4	158	0.2	6	0.08	0.08	2
57	鶏肉のから揚げ 粉をよくはらう	118	0.6	16.6	4.2	2.3	2.4	0.1	227	4	156	0.2	6	0.07	0.08	2
57	鶏肉のフライ 一口大（5切れ）に切る	282	0.7	19.7	15.6	13.6	14.6	0.7	296	12	188	0.6	17	0.10	0.11	2
57	鶏肉のフライ 切らない（1切れ）	203	0.6	17.7	11.9	4.8	5.0	0.3	255	7	169	0.4	12	0.08	0.10	2
58	いため物 油なれした鉄のフライパン	109	0.8	1.5	5.1	14.6	13.2	1.6	320	12	37	0.4	143	0.08	0.04	27
58	いため物 油なれしていない鉄のフライパン	136	0.8	1.5	8.1	14.6	13.2	1.6	320	12	37	0.4	143	0.08	0.04	27
58	いため物 フッ素樹脂加工のフライパン	81	0.8	1.5	2.1	14.6	13.2	1.6	320	12	37	0.4	143	0.08	0.04	27
59	いため物 生のままいためる	109	0.8	1.5	5.1	14.6	13.2	1.6	320	12	37	0.4	143	0.08	0.04	27
59	いため物 ゆでてからいためる	100	0.8	1.5	4.1	14.6	13.2	1.6	320	12	37	0.4	143	0.08	0.04	27
59	いため物 せん切りにしていためる	100	0.8	1.5	4.1	14.6	13.2	1.6	320	12	37	0.4	143	0.08	0.04	27
60	牛肉の七味焼き 鉄のフライパン	384	1.0	17.0	32.0	3.3	1.9	0.3	393	24	161	1.3	25	0.08	0.20	5
60	牛肉の七味焼き 網焼き	275	1.0	17.0	20.6	3.3	1.9	0.3	393	24	161	1.3	25	0.08	0.20	5
60	牛肩ロース肉（生・薄切り100g） 生	318	0.1	16.2	26.4	0.2	−	0	54	4	140	0.9	7	0.06	0.17	1
60	牛肩ロース肉（生・薄切り100g） 網焼き後	254	0.1	16.2	20.1	0.2	0	0	50	4	140	0.9	7	0.06	0.17	1
60	牛肉の七味焼き フッ素樹脂のフライパン	357	1.0	17.0	29.0	3.3	1.9	0.3	393	24	161	1.3	25	0.08	0.20	5
61	肉団子のあんかけ	334	1.2	18.7	22.2	12.0	11.6	0.4	473	18	147	1.3	16	0.71	0.25	2
61	肉団子のあんかけ（蒸す）	245	1.2	18.7	16.2	8.0	7.1	0.4	473	17	145	1.2	16	0.71	0.25	2
61	肉団子 100g 生	236	0.1	17.7	17.2	0.1	0	0	57	6	120	1.0	9	0.69	0.22	1
61	肉団子 100g 蒸した後	210	0.1	16.2	16.2	0.1	0	0	57	6	120	1.0	9	0.69	0.22	1
61	肉団子のあんかけ 赤身ひき肉（蒸す）	169	1.2	21.5	5.1	8.1	7.1	0.4	463	15	225	0.9	11	0.92	0.24	2
62	ソーセージ（ソテー）	356	2.1	14.8	31.3	3.7	1.9	0.9	839	31	157	1.1	24	0.53	0.16	23

栄養価一覧

ページ	料理名	エネルギー kcal	食塩相当量 g	たんぱく質 g	脂質 g	炭水化物 g	利用可能炭水化物(単糖当量) g	食物繊維総量 g	ナトリウム mg	カルシウム mg	リン mg	鉄 mg	ビタミンA(レチノール活性当量) μg	ビタミンB$_1$ mg	ビタミンB$_2$ mg	ビタミンC mg
62	ソーセージ （ゆでる）	310	2.1	14.8	26.3	3.7	1.9	0.9	839	31	157	1.1	24	0.53	0.16	23
62	ソーセージ （フッ素樹脂加工のフライパン）	328	2.1	14.8	28.3	3.7	2.0	0.9	839	31	157	1.1	24	0.53	0.16	23
63	豚の角煮 （下ゆでなし）	731	4.1	23.7	61.1	14.8	12.9	0	1614	12	238	1.4	17	0.78	0.24	2
63	豚の角煮 （下ゆであり）	667	4.1	23.7	57.9	14.8	12.9	0	1614	12	238	1.4	17	0.78	0.24	2
63	豚バラ肉 （生・かたまり 150g） 生	593	0.2	21.6	53.1	0.2	—	0	75	5	195	0.9	17	0.77	0.20	2
63	豚バラ肉 （生・かたまり 150g） 下ゆで後	528	0.2	21.6	49.9	0.2	0	0	75	5	195	0.9	17	0.77	0.20	2
64	ベーコンエッグ （さっと焼く）	164	0.5	8.1	14.0	0.2	0.2	0	190	26	125	1.0	76	0.10	0.24	5
64	ベーコンエッグ （カリカリに焼く）	143	0.5	8.1	13.0	0.2	0.2	0	190	26	125	1.0	76	0.10	0.24	5
64	ポーチドベーコンエッグ	136	0.5	8.1	11.0	0.2	0.2	0	190	26	125	1.0	76	0.10	0.24	5
65	ミートサンド カツサンド	857	3.0	27.7	54.9	57.8	57.4	3.1	1171	51	255	1.9	71	0.16	0.25	4
65	ミートサンド 焼き肉サンド	607	2.5	29.5	30.8	49.0	49.8	2.6	967	42	283	2.2	59	0.17	0.26	4
66	スパゲティミートソース めんをいためる	619	2.3	20.4	26.2	68.4	64.4	3.9	910	39	204	2.8	157	0.27	0.20	9
66	スパゲティミートソース めんをゆでただけ	546	2.3	20.4	18.2	68.4	64.4	3.9	910	39	204	2.8	157	0.27	0.20	9
66	スパゲティ ゆでたあと油でいためる	377	0.8	9.8	9.5	59.1	58.8	2.2	313	15	104	1.1	1	0.15	0.05	0
66	スパゲティ ゆでたあとすぐに盛る	303	0	9.8	1.5	59.1	58.8	2.2	1	14	104	1.1	1	0.15	0.05	0
66	スパゲティ 乾・80g	303	0	9.8	1.5	59.1	58.8	2.2	1	14	104	1.1	1	0.15	0.05	0
66	スパゲティ 乾・60g	227	0	7.3	1.1	44.3	44.1	1.6	1	11	78	0.8	1	0.11	0.04	0
67	具をいためた五目ラーメン	581	5.1	20.7	28.4	60.4	57.2	4.3	2011	241	226	1.8	77	0.99	0.90	25
67	具をゆでた五目ラーメン	525	5.1	20.7	22.4	60.4	57.2	4.3	2011	241	226	1.8	77	0.99	0.90	25
67	油でいためた具	168	0.1	11.6	11.2	5.2	2.8	2.2	31	34	127	1.0	76	0.49	0.15	25
67	ゆでた具	113	0.1	11.6	5.2	5.2	2.8	2.2	31	34	127	1.0	76	0.49	0.15	25
67	インスタントラーメン 1袋 90g	412	5.0	9.1	17.2	55.3	54.4	2.2	1980	207	99	0.8	1	0.50	0.75	0
68	ビーフシチュー （牛リブロース 鉄のフライパン）	492	1.8	15.5	42.3	8.6	6.0	1.4	722	21	150	1.4	29	0.10	0.15	12
68	ビーフシチュー （牛もも肉 フッ素樹脂加工）	237	1.8	21.9	12.1	8.8	6.0	1.4	732	21	220	1.7	18	0.13	0.24	12
68	牛リブロース肉 100g	409	0.1	14.1	37.1	0.2	—	0	40	4	120	1.0	13	0.05	0.12	1
68	牛リブロース肉 （皮下脂肪なし） 100g	378	0.1	15.0	33.4	0.2	—	0	42	4	130	0.9	12	0.05	0.13	1
68	牛もも肉 100g	209	0.1	19.5	13.3	0.4	—	0	49	4	180	1.4	3	0.08	0.20	1
68	牛もも肉 （皮下脂肪なし） 100g	181	0.1	20.5	9.9	0.4	—	0	50	4	190	1.3	2	0.08	0.21	1
68	鉄のフライパンのときの油 5g	46	0	0	5.0	0	0	0	0	0	0	0	0	0	0	0
68	フッ素樹脂加工のときの油 2g	18	0	0	2.0	0	0	0	0	0	0	0	0	0	0	0
69	ステーキ （牛サーロイン肉のソテー つけ合わせあり）	499	1.6	18.7	37.7	18.1	15.2	2.6	643	26	204	1.6	306	0.19	0.17	43
69	ステーキ （牛もも肉の網焼き つけ合わせあり）	282	1.6	22.7	12.7	18.1	15.2	2.6	645	26	244	1.9	300	0.21	0.28	43
69	ステーキ （牛サーロイン肉 ソテー）	371	0.9	16.5	31.9	0.4	0	0	360	4	150	1.0	8	0.06	0.10	1
69	ステーキ （牛サーロイン肉 網焼き）	334	0.9	16.5	27.9	0.4	0	0	360	4	150	1.0	8	0.06	0.10	1
69	ステーキ （牛もも肉 ソテー）	218	0.9	20.5	13.9	0.4	0	0	362	4	191	1.5	2	0.08	0.21	1
69	ステーキ （牛もも肉 網焼き）	181	0.9	20.5	9.9	0.4	0	0	50	4	190	1.3	2	0.08	0.21	1
69	ステーキ （牛ヒレ肉 ソテー）	232	0.9	20.8	15.2	0.5	0	0	368	4	200	2.4	4	0.12	0.26	1
69	ステーキ （牛ヒレ肉 網焼き）	195	0.9	20.8	11.2	0.5	0	0	368	4	200	2.4	4	0.12	0.26	1
69	じゃが芋 （フライドポテト）	81	0.3	1.1	3.1	12.3	11.8	0.9	118	2	28	0.3	0	0.06	0.02	25
69	じゃが芋 （粉吹き芋）	53	0.3	1.1	0.1	12.3	11.8	0.9	118	2	28	0.3	0	0.06	0.02	25
70	酢豚 （豚ロース肉 揚げる）	366	1.9	16.2	23.8	20.6	17.0	2.9	754	23	180	0.7	146	0.55	0.19	7
70	酢豚 （豚もも肉 いためる）	234	1.9	17.7	10.4	17.3	13.4	2.9	758	23	199	1.0	144	0.72	0.24	7
70	豚ロース肉 70g	184	0.1	13.5	13.4	0.1	—	0	29	3	126	0.2	4	0.48	0.11	1
70	豚もも肉 （皮下脂肪なし） 70g	104	0.1	15.1	4.2	0.1	—	0	34	3	147	0.5	2	0.66	0.15	1

味つけを変える

ページ	料理名	エネルギー kcal	食塩相当量 g	たんぱく質 g	脂質 g	炭水化物 g	利用可能炭水化物(単糖当量) g	食物繊維総量 g	ナトリウム mg	カルシウム mg	リン mg	鉄 mg	ビタミンA(レチノール活性当量) μg	ビタミンB$_1$ mg	ビタミンB$_2$ mg	ビタミンC mg
72	カレイの煮つけ （濃い味つけ）	105	1.9	16.8	1.0	6.5	5.4	0	739	40	187	0.4	4	0.04	0.31	1
72	カレイの煮つけ （うす味）	85	1.1	16.2	1.1	1.4	0.1	0.1	421	38	175	0.2	5	0.04	0.29	4
73	イワシの煮つけ （濃い味つけ）	124	1.4	12.4	5.5	5.2	4.4	0	529	49	160	1.4	5	0.03	0.26	0
73	イワシの煮つけ （うす味）	107	0.8	12.1	5.5	0.9	0.2	0.1	301	48	154	1.3	5	0.03	0.25	0
74	里芋 （甘辛味）	97	1.5	2.5	0.1	22.2	19.6	2.3	590	15	79	0.7	0	0.08	0.04	6
74	里芋 （うす味）	71	0.9	2.1	0.1	15.9	13.4	2.3	362	14	72	0.6	0	0.08	0.04	6
75	さつま芋 （甘煮）	151	0.4	1.0	0.2	37.3	36.9	1.7	164	29	37	0.5	1	0.08	0.03	20
75	さつま芋 （オレンジ煮）	121	0.4	1.2	0.2	29.6	27.8	1.8	165	31	43	0.6	3	0.10	0.04	33
76	きのこのバターいため	57	0.9	2.9	4.4	6.1	1.0	4.0	351	2	99	0.6	26	0.17	0.18	0
76	きのこのワイン蒸し	20	0.8	2.8	0.4	6.1	0.9	4.0	314	1	98	0.6	0	0.17	0.18	0
77	しらたきと牛肉のいため煮	138	1.3	6.7	9.0	7.8	5.3	1.7	534	49	74	0.9	1	0.03	0.08	0
77	しらたきのタラコあえ	32	1.2	4.9	0.9	1.9	0	1.7	485	50	85	0.4	5	0.14	0.09	7
78	わかめサラダ （マヨネーズ）	59	0.5	0.7	5.9	1.6	0	0.9	180	12	18	0.3	9	0.01	0.01	1
78	わかめサラダ （みそマヨネーズ）	38	0.7	1.0	3.2	2.2	0.4	1.0	291	14	20	0.3	6	0.01	0.01	1
79	ひじきのいり煮	71	1.3	2.0	4.4	8.2	4.3	3.2	507	74	31	0.6	22	0.01	0.04	0
79	ひじきの煮物	13	0.9	0.2	0	4.0	0.1	3.1	350	62	17	0.4	22	0.01	0.04	0
80	かぼちゃの煮物 （甘辛味）	87	1.1	2.2	0.2	19.7	16.4	2.7	413	19	51	0.5	236	0.06	0.09	31
80	かぼちゃの煮物 （砂糖なし）	70	0.8	2.0	0.2	15.6	12.2	2.7	299	18	47	0.5	236	0.06	0.09	31
81	なすの揚げ煮 （甘辛味）	150	1.6	2.1	11.1	11.0	7.9	2.1	637	22	52	0.5	11	0.06	0.07	9
81	なすの揚げ煮 （さっぱり味）	133	0.9	1.7	11.1	6.0	2.6	2.1	352	21	44	0.4	11	0.06	0.06	9
82	きんぴらごぼう （濃い味）	78	1.0	1.3	3.1	11.7	5.3	2.5	410	23	39	0.4	69	0.03	0.03	2
82	きんぴらごぼう （うす味）	64	0.6	1.1	3.1	7.7	1.1	2.5	239	22	34	0.4	69	0.03	0.03	2
83	切り干し大根の煮物 （濃い味）	126	1.8	2.8	4.2	20.6	7.0	4.1	725	96	61	0.8	69	0.07	0.06	6
83	切り干し大根の煮物 （うす味）	104	1.0	2.3	4.2	14.5	0.7	4.1	383	94	52	0.7	69	0.07	0.05	6
84	ポテトサラダ 塩味	62	0.6	1.4	0.1	14.4	13.2	1.5	242	10	37	0.4	141	0.08	0.04	27
84	ポテトサラダ 酢じょうゆ味	66	1.2	1.7	0.1	14.9	13.3	1.5	472	11	44	0.4	141	0.08	0.04	27
85	ポテトサラダ ヨーグルトマヨネーズ味	107	0.8	1.8	4.7	14.8	13.5	1.5	299	20	49	0.5	147	0.09	0.05	27
85	ポテトサラダ カレードレッシング味	112	0.9	1.5	5.2	14.9	13.2	1.7	359	13	39	0.5	141	0.08	0.04	27

栄養価一覧

ページ	料理名	エネルギー kcal	食塩相当量 g	たんぱく質 g	脂質 g	炭水化物 g	利用可能炭水化物（単糖当量）g	食物繊維総量 g	ナトリウム mg	カルシウム mg	リン mg	鉄 mg	ビタミンA（レチノール活性当量）µg	ビタミンB$_1$ mg	ビタミンB$_2$ mg	ビタミンC mg
84	ポテトサラダ わさびドレッシング味	113	1.0	1.4	5.2	15.0	13.2	1.5	383	11	38	0.4	141	0.08	0.04	27
84	ポテトサラダ ケチャップマヨネーズ味	120	0.9	1.7	5.9	15.6	14.2	1.6	366	13	44	0.5	147	0.09	0.05	27
85	ポテトサラダ マヨネーズ味	142	0.9	1.7	8.8	14.6	13.2	1.5	350	13	46	0.5	147	0.08	0.04	27
85	ポテトサラダ フレンチドレッシング味	155	0.9	1.4	10.1	14.5	13.2	1.5	359	10	37	0.4	141	0.08	0.04	27
86	卵サンド マヨネーズあり	445	1.8	15.9	20.6	47.8	49.9	2.6	682	64	190	1.6	135	0.11	0.27	5
86	卵サンド マヨネーズなし	418	1.7	15.8	17.7	47.8	49.9	2.6	646	63	186	1.6	133	0.11	0.27	5

組み合わせを選ぶ

ページ	料理名	エネルギー kcal	食塩相当量 g	たんぱく質 g	脂質 g	炭水化物 g	利用可能炭水化物（単糖当量）g	食物繊維総量 g	ナトリウム mg	カルシウム mg	リン mg	鉄 mg	ビタミンA（レチノール活性当量）µg	ビタミンB$_1$ mg	ビタミンB$_2$ mg	ビタミンC mg
88	ごはん 茶わん軽く半分 50g	84	0	1.3	0.2	18.6	19.1	0.2	1	2	17	0.1	0	0.01	0.01	0
88	ごはん 茶わん軽く1杯 100g	168	0	2.5	0.3	37.1	38.1	0.3	1	3	34	0.1	0	0.02	0.01	0
88	ごはん 茶わん普通盛り1杯 150g	252	0	3.8	0.5	55.7	57.2	0.5	2	5	51	0.2	0	0.03	0.02	0
88	ごはん 茶わん山盛り1杯 200g	336	0	5.0	0.6	74.2	76.2	0.6	2	6	68	0.2	0	0.04	0.02	0
88	ごはん おにぎり2個 200g	336	0	5.0	0.6	74.2	76.2	0.6	2	6	68	0.2	0	0.04	0.02	0
88	ごはん 弁当のごはん 200g	336	0	5.0	0.6	74.2	76.2	0.6	2	6	68	0.2	0	0.04	0.02	0
88	ごはん ライス1皿分 250g	420	0	6.3	0.8	92.8	95.3	0.8	3	8	85	0.3	0	0.05	0.03	0
88	ごはん 丼に1杯 300g	504	0	7.5	0.9	111.3	114.3	0.9	3	9	102	0.3	0	0.06	0.03	0
90	そば ゆで 200g	264	0	9.6	2.0	52.0	54.0	4.0	4	18	160	1.6	0	0.10	0.04	0
90	そば ゆで 大盛り 250g	330	0	12	2.5	65.0	67.5	5.0	5	23	200	2.0	0	0.13	0.05	0
90	うどん ゆで 200g	210	0.6	5.2	0.8	43.2	42.8	1.6	240	12	36	0.4	0	0.04	0.02	0
90	うどん ゆで 大盛り 340g	357	1.0	8.8	1.4	73.4	72.8	2.7	408	20	61	0.7	0	0.07	0.03	0
90	中華めん ゆで 235g	350	0.4	11.5	1.4	68.6	65.1	3.1	165	47	68	0.7	0	0.02	0.03	0
90	中華めん ゆで 大盛り 350g	522	0.6	17.2	2.1	102.2	97.0	4.6	245	70	102	1.1	0	0.04	0.04	0
90	スパゲティ ゆで 250g	413	2.3	13.5	2.3	80.0	78.0	4.3	1150	20	130	1.8	0	0.15	0.08	0
90	スパゲティ ゆで 大盛り 375g	619	4.4	20.3	3.4	120.0	117.0	6.4	1725	30	195	2.6	0	0.23	0.11	0
92	食パン 12枚切り 30g	79	0.4	2.8	1.3	14.0	14.7	0.7	150	9	25	0.2	0	0.02	0.01	0
92	ライ麦パン 30g	79	0.4	2.5	0.7	15.8	0	1.7	141	5	39	0.4	0	0.05	0.02	0
92	ロールパン 30g	95	0.4	3.0	2.7	14.6	14.9	0.6	147	13	29	0.2	0	0.03	0.03	0
93	食パン 8枚切り 45g	119	0.6	4.2	2.0	21.0	22.1	1.0	225	13	37	0.3	0	0.03	0.02	0
93	イングリッシュマフィン 60g	137	0.7	4.9	2.2	24.5	24.1	0.7	288	32	58	0.5	0	0.09	0.05	0
93	食パン 6枚切り 60g	158	0.8	5.6	2.6	28.0	29.5	1.4	300	17	50	0.5	0	0.04	0.02	0
92	山型パン 60g	158	0.8	5.6	2.6	28.0	29.5	1.4	300	17	50	0.5	0	0.04	0.02	0
92	フランスパン 8cm 60g	167	1.0	5.6	0.8	34.5	38.3	1.6	372	10	43	0.5	0	0.05	0.03	0
92	クロワッサン 40g	179	0.5	3.2	10.7	17.6	0	0.7	188	8	27	0.2	0	0.03	0.01	0
93	食パン 4枚切り 90g	238	1.2	8.4	4.0	42.0	44.2	2.1	450	26	75	0.5	0	0.06	0.04	0
93	ベーグル 90g	248	1.1	8.6	1.8	49.1	45.3	2.3	414	22	73	1.2	0	0.17	0.07	0
93	コッペパン 100g	265	1.3	8.5	3.8	49.1	0	2.0	520	37	75	1.0	0	0.08	0.05	0
95	食パン 8枚切り 45g	119	0.6	4.2	2.0	21.0	22.1	1.0	225	13	37	0.3	0	0.03	0.02	0
94	低糖度いちごジャム 28g	55	0	0.1	0	13.6	0	0.3	3	3	4	0.1	0	0	0	3
94	バター 8g	60	0.2	0	6.5	0	0	0	60	1	1	0	42	0	0	0
95	マーガリン 8g	62	0.1	0	6.6	0	0	0	40	1	1	0	2	0	0	0
95	マーマレード 28g	71	0	0.1	0	17.7	17.2	0.2	3	4	1	0	1	0	0	3
94	いちごジャム 28g	72	0	0.1	0	17.7	18.2	0.4	2	3	4	0.1	0	0	0	3
94	レバーペースト 20g	76	0.4	2.6	6.9	0.7	0	0	176	5	52	1.5	860	0.04	0.29	1
95	ピーナッツバター 23g	147	0.2	5.8	11.7	4.7	4.6	1.4	81	11	85	0.4	0	0.05	0.02	0
95	あんこ 18g	44	0	1.0	0.1	9.7	9.8	1.0	10	3	13	0.3	0	0	0.01	Tr
95	メープルシロップ 21g	54	0	0	0	13.9	13.0	0	0	16	0	0.1	0	Tr	0	0
95	スライスチーズ 1枚 18g	61	0.5	4.1	4.7	0.2	0	0	198	113	131	0.1	47	0.01	0.07	0
95	クリームチーズ 1個 18g	62	0.1	1.5	5.9	0.4	0.5	0	47	13	15	0	45	0.01	0.04	0
95	はちみつ 21g	62	0	0	0	16.7	15.4	0	1	0	1	0.2	0	Tr	0	0
96	チャーハン 具が少なめ	607	3.0	12.0	26.2	76.4	77.1	1.1	1186	15	212	0.5	3	0.30	0.08	23
96	チャーハン 具だくさん	537	2.7	15.5	24.4	61.1	59.2	2.5	1051	41	230	1.1	34	0.27	0.21	8
97	おでん（揚げたたね中心）	294	4.1	24.2	10.5	26.2	3.8	2.7	1585	223	244	3.0	72	0.18	0.33	9
97	おでん（揚げてないたね中心）	259	3.8	23.0	9.2	21.6	3.8	2.7	1513	187	301	3.1	72	0.15	0.34	9
97	こんにゃく 40g	2	0	0	0	0.9	0	0.9	4	17	2	0.2	0	0	0	0
97	結びしらたき 40g	2	0	0.1	0	1.2	0	1.2	4	30	4	0.2	0	0	0	0
97	結びこんぶ 6g	3	0.1	0.4	0	1.2	0	0.5	56	14	4	0.1	2	0.01	0.01	1
97	大根 80g	14	0	0.3	0.1	3.3	2.3	1.0	14	18	14	0.2	0	0.02	0.01	9
97	つみれ（すじ）20g	23	0.3	2.4	0.9	1.3	0	0	114	12	24	0.2	0	0	0.04	0
97	はんぺん 30g	28	0.5	3.0	0.3	3.4	0	0	177	5	33	0.2	0	0	0	0
97	つみれ 30g	34	0.4	3.6	1.3	2.0	0	0	171	18	36	0.3	0	0.01	0.06	0
97	うずら卵（2個）20g	36	0	2.5	2.6	0.1	0	0	26	12	44	0.6	70	0.03	0.14	0
97	ごぼう巻き 30g	42	0.6	3.8	1.1	4.2	0	0	219	18	21	0.2	0	0.02	0.03	0
97	焼き豆腐 50g	44	0	3.9	2.9	0.4	0.3	0	2	75	55	0.8	0	0.04	0.02	0
97	焼きちくわ 50g	61	1.1	6.1	1.0	6.8	0	0.0	415	8	55	0.5	0	0.03	0.04	0
97	ちくわ麩 40g	68	0	2.8	0.5	12.4	0	0.6	0	9	12	0.2	0	0	0.01	0
97	厚揚げ 50g	75	0	5.4	5.7	0.5	0.4	0	2	120	75	1.3	0	0.04	0.02	0
97	卵 50g	76	0.2	6.2	5.2	0.2	0	0	70	26	90	0.9	75	0.03	0.22	0
97	さつま揚げ 60g	83	1.1	7.5	2.2	8.3	0	0	438	36	42	0.5	0	0.03	0.06	0
97	がんもどき 60g	91	0.2	6.1	7.1	0.6	0.9	0.6	76	108	80	1.4	0	0.01	0.02	0
98	ツナサラダ（ツナ油漬け）	202	0.8	10.3	16.1	4.6	2.0	1.5	320	29	164	1.3	72	0.07	0.11	15
98	ツナサラダ（ツナ水煮）	107	0.9	10.1	5.6	4.8	2.0	1.5	265	31	129	0.9	72	0.08	0.16	15
98	市販のフレンチドレッシング 10g	41	0.3	0	4.2	0.6	—	0	120	0	0	Tr	0	Tr	Tr	0
98	和風ドレッシングタイプ調味料（ノンオイルタイプ）10g	8	0.7	0.3	0	1.6	—	0	290	1	5	0	Tr	0	Tr	Tr
98	中華風ドレッシング 10g	15	0.6	0.3	0.3	2.6	—	Tr	220	1	7	0.1	0	0	0.01	0

141

栄養価一覧

ページ	料理名	エネルギー kcal	食塩相当量 g	たんぱく質 g	脂質 g	炭水化物 g	利用可能炭水化物（単糖当量）g	食物繊維総量 g	ナトリウム mg	カルシウム mg	リン mg	鉄 mg	ビタミンA（レチノール活性当量）μg	ビタミンB_1 mg	ビタミンB_2 mg	ビタミンC mg
98	マヨネーズ（低カロリータイプ）8g	23	0.3	0.2	2.3	0.3	0.2	0.1	120	1	3	0	4	0	0	0
98	和風ドレッシング 12g	24	0.5	0.3	2.2	0.6	–	–	180	1	6	0.1	0	0	0.01	Tr
98	ごまドレッシング 10g	36	0.3	0.9	2.6	2.1	–	0.4	110	41	23	0.4	1	0.02	0.01	0
98	フレンチドレッシング 10g	41	0.3	0	4.2	0.6	–	0	120	0	0	Tr	0	Tr	Tr	0
98	サウザンアイランドドレッシング 10g	42	0.4	0.1	4.1	0.9	–	0	140	1	3	0.1	3	0	0.02	0
98	シーザードレッシング 10g	47	0.3	0.3	4.9	0.5	–	–	110	–	–	–	–	–	–	–
99	マヨネーズ（卵黄型）8g	54	0.2	0.5	5.8	0.1	–	0	72	2	6	0.1	4	0	0.01	0
99	マヨネーズ 8g	54	0.2	0.2	5.8	0.1	–	0	72	2	6	0.1	4	0	0.01	0
99	マヨネーズ 12g	80	0.3	0.3	8.7	0.2	–	0	108	3	10	0.1	7	0	0.01	0
99	マヨネーズ 16g	107	0.4	0.4	11.6	0.3	–	0	144	4	13	0.1	9	0.01	0.02	0
99	和風ドレッシングタイプ調味料（ノンオイルタイプ）10g	8	0.7	0.3	0	1.6	–	0	290	1	5	0	Tr	0	0	Tr
99	和風ドレッシングタイプ調味料（ノンオイルタイプ）15g	12	1.1	0.5	0	2.4	–	0	435	2	8	0	0	0	0	Tr
99	和風ドレッシングタイプ調味料（ノンオイルタイプ）20g	16	1.5	0.6	0	3.2	–	0	580	2	11	0.1	0	0	0.01	0
99	フレンチドレッシング（手作り）10g	41	0.3	0	4.2	0.6	–	0	120	0	0	0	Tr	0	Tr	0
99	フレンチドレッシング（手作り）15g	61	0.5	0	6.3	0.9	–	0	180	0	0	0	0	0	Tr	Tr
99	フレンチドレッシング（手作り）20g	81	0.6	0	8.4	1.2	–	0	240	0	0	0	0	0	Tr	Tr
99	フレンチドレッシング 10g	41	0.3	0	4.2	0.6	–	0	120	0	0	0	Tr	0	Tr	Tr
99	フレンチドレッシング 15g	61	0.5	0	6.3	0.9	–	0	180	0	0	0	0	0	Tr	Tr
99	フレンチドレッシング 20g	81	0.6	0	8.4	1.2	–	0	240	0	0	0	Tr	0	Tr	Tr
99	サウザンアイランドドレッシング 10g	42	0.4	0.1	4.1	0.9	–	0	140	1	3	0	3	0	0.02	0
99	サウザンアイランドドレッシング 15g	62	0.5	0.2	6.2	1.4	–	0	210	2	5	0.1	4	0	0.03	0
99	サウザンアイランドドレッシング 20g	83	0.7	0.2	8.3	1.8	–	0.1	280	3	6	0.1	5	0	0.04	1
99	コーン 30g	25	0.2	0.7	0.2	5.3	4.2	1.0	63	1	12	0.1	2	0.01	0.02	1
99	蒸し鶏 40g	46	0.3	9.3	0.8	0	0	0	135	2	88	0.1	4	0.04	0.04	1
99	ハム（豚）・ボンレスハム 40g	47	1.1	7.5	1.6	0.7	0	0	440	3	136	0.3	0	0.36	0.11	20
99	ツナ水煮缶詰め 50g	49	0.4	9.2	1.3	0.2	–	0	130	3	100	0.3	0	0.04	0.04	0
99	生ハム 20g	49	0.6	4.8	3.3	0.1	0	0	220	1	40	0.1	1	0.18	0.04	4
99	プロセスチーズ 20g	68	0.6	4.5	5.2	0.3	0	0	220	126	146	0	52	0.01	0.08	0
99	ゆで卵 1個 50g	76	0.2	6.5	5.0	0.2	0.2	0	65	26	90	0.9	70	0.03	0.20	0
99	ハム（豚）・ロースハム 40g	78	1.0	6.6	5.6	0.5	0	0	400	4	136	0.2	0	0.24	0.05	20
99	ツナ油漬け缶詰め 50g	134	0.5	8.9	10.9	0.1	–	0	170	2	80	0.3	4	0.01	0.02	0
101	牛肉の網焼き	181	0.9	20.5	9.9	0.4	0	0	362	4	190	1.3	2	0.08	0.21	1
100	ゆでブロッコリー	20	0.4	2.6	0.3	3.1	0.9	2.6	129	23	53	0.6	40	0.08	0.12	72
100	牛肉の網焼き+ゆでブロッコリー	201	1.3	23.1	10.2	3.5	0.9	2.6	491	27	243	1.9	42	0.16	0.33	73
100	ブロッコリーのバターあえ	42	0.4	2.6	2.7	3.1	0.9	2.6	152	23	54	0.6	56	0.08	0.12	72
100	牛肉の網焼き+ブロッコリーのバターあえ	223	1.3	23.1	12.6	3.5	0.9	2.6	514	27	244	1.9	58	0.16	0.33	73
101	粉吹き芋	53	0.3	1.1	0.1	12.3	11.8	0.9	118	2	28	0.3	0	0.06	0.02	25
101	牛肉の網焼き+粉吹き芋	234	1.2	21.6	10.0	12.7	11.8	0.9	480	6	218	1.6	2	0.14	0.23	26
101	ブロッコリーのクリーム煮	62	0.4	3.7	3.1	6.1	3.9	2.7	156	57	83	0.6	62	0.10	0.17	72
101	牛肉の網焼き+ブロッコリーのクリーム煮	243	1.3	24.2	13.0	6.5	3.9	2.7	518	61	273	1.9	64	0.17	0.38	73
100	フライドポテト	81	0.3	1.1	2.1	12.3	11.8	0.9	118	2	28	0.3	0	0.06	0.02	25
100	牛肉の網焼き+フライドポテト	262	1.2	21.6	13.0	12.7	11.8	0.9	480	6	218	1.6	2	0.14	0.23	26
100	じゃが芋のバター焼	83	0.4	1.1	3.3	11.9	11.9	0.9	148	3	29	0.3	21	0.06	0.02	25
100	牛肉の網焼き+じゃが芋のバター焼	264	1.3	21.6	13.2	12.7	11.9	0.9	510	7	219	1.6	23	0.14	0.23	26
101	マッシュポテト	93	0.4	1.6	3.9	13.0	12.6	0.9	154	19	43	0.3	27	0.07	0.04	25
101	牛肉の網焼き+マッシュポテト	274	1.3	22.1	13.8	13.4	12.6	0.9	516	23	233	1.6	29	0.15	0.25	26
101	ブロッコリーの天ぷら	129	0.4	3.4	9.7	7.7	5.7	2.8	133	26	62	0.7	45	0.09	0.13	72
101	牛肉の網焼き+ブロッコリーの天ぷら	310	1.3	23.9	19.6	8.1	5.7	2.8	495	30	252	2.0	47	0.17	0.34	73
102	エビの天ぷらのなべ焼きうどん	540	4.0	27.5	16.5	61.1	53.9	2.8	1576	105	350	2.0	209	0.14	0.26	10
102	鶏肉の照り焼きのなべ焼きうどん	392	4.3	22.5	6.4	52.6	44.3	2.5	1695	82	249	2.0	201	0.15	0.26	11
102	鶏肉の照り焼き 約40g	71	0.6	9.6	2.9	0.1	0	0	246	3	94	0.2	4	0.04	0.05	1
102	エビの天ぷら 2本	219	0.3	14.6	12.9	9.2	9.7	0.3	127	25	196	0.2	11	0.03	0.05	1
102	ゆで卵 ½個	38	0.1	3.1	2.6	0.1	0	0	35	13	45	0.5	38	0.02	0.11	0
102	蒸しかまぼこ 2枚	19	0.5	2.4	0.2	1.9	0	0	200	5	12	0.1	0	0	0	0
102	にんじん 花形3枚	6	0	0.1	0	1.4	0.9	0.4	4	4	4	0	108	0.01	0.01	1
102	小松菜 20g	3	0	0.3	0	0.5	0.1	0.4	3	34	9	0.6	52	0.02	0.03	8
102	白髪ねぎ 5g	2	0	0.1	0	0.4	0.2	0.1	0	2	1	0	0	0	0	1
102	ゆでうどん 1袋200g	210	0.6	5.2	0.8	43.2	42.8	1.6	240	12	36	0.4	0	0.04	0.02	0
102	ゆでうどん ¾袋150g	158	0.4	3.9	0.6	32.4	32.1	1.2	180	9	27	0.3	0	0.03	0.02	0

エネルギーを下げる調理のコツ

ページ	料理名	エネルギー kcal	食塩相当量 g	たんぱく質 g	脂質 g	炭水化物 g	利用可能炭水化物（単糖当量）g	食物繊維総量 g	ナトリウム mg	カルシウム mg	リン mg	鉄 mg	ビタミンA（レチノール活性当量）μg	ビタミンB_1 mg	ビタミンB_2 mg	ビタミンC mg
104	アジのから揚げ 中1尾	137	0.2	12.8	8.2	1.7	1.8	0	85	43	150	0.4	5	0.08	0.08	0
104	アジのから揚げ 小3尾	186	0.2	11.6	14.1	1.7	1.8	0	78	507	371	0.7	21	0.12	0.11	1
105	イカフライ リング形（3切れ）	194	0.4	12.8	12.6	6.0	6.4	0.3	168	13	173	0.3	18	0.06	0.06	1
105	イカフライ 長三角形（3切れ）	202	0.5	13.2	12.7	7.3	7.8	0.4	179	14	177	0.3	20	0.06	0.07	1
106	豚カツ 大きいまま1枚	284	0.2	23.4	17.3	6.2	6.4	0.3	90	10	231	0.9	12	0.96	0.25	1
106	豚カツ 一口大（4切れ）	314	0.2	24.0	19.6	7.6	7.9	0.4	98	12	238	1.0	17	0.96	0.26	1
107	チキンカツ 大きいまま1切れ	203	0.6	17.7	11.9	4.8	5.0	0.3	255	7	169	0.4	12	0.08	0.10	2
107	チキンカツ 3切れ	221	0.7	18.1	12.8	6.8	7.2	0.4	264	8	172	0.4	12	0.09	0.10	2
107	チキンカツ 一口大（5切れ）	282	0.7	19.7	15.6	13.6	14.6	0.7	296	12	188	0.6	17	0.10	0.11	2
108	じゃが芋 丸ごと	94	0	1.6	2.1	17.6	16.9	1.3	1	3	40	0.4	0	0.09	0.03	35
108	じゃが芋 くし形切り	97	0	1.6	2.4	17.6	16.9	1.3	1	3	40	0.4	0	0.09	0.03	35
108	じゃが芋 拍子木切り	116	0	1.6	4.4	17.6	16.9	1.3	1	3	40	0.4	0	0.09	0.03	35
108	じゃが芋 太いせん切り	122	0	1.6	5.1	17.6	16.9	1.3	3	3	40	0.4	0	0.09	0.03	35

栄養価一覧

ページ	料理名	エネルギー kcal	食塩相当量 g	たんぱく質 g	脂質 g	炭水化物 g	利用可能炭水化物(単糖当量) g	食物繊維総量 g	ナトリウム mg	カルシウム mg	リン mg	鉄 mg	ビタミンA(レチノール活性当量) μg	ビタミンB1 mg	ビタミンB2 mg	ビタミンC mg
108	じゃが芋 薄切り	210	0	1.6	14.6	17.6	16.9	1.3	1	3	40	0.4	0	0.09	0.03	35
108	じゃが芋 細いせん切り	247	0	1.6	18.7	17.6	16.9	1.3	1	3	40	0.4	0	0.09	0.03	35
109	鶏胸肉(皮なし) 粉たっぷりまぶす	171	0.6	16.9	8.4	5.4	5.6	0.2	227	4	158	0.2	6	0.08	0.08	2
109	鶏胸肉(皮なし) 粉よく払い落とす	118	0.6	16.6	4.2	2.3	2.4	0.1	227	4	156	0.2	6	0.07	0.08	2
110	イカフライ 長三角形(1切れ)	71	0.2	4.5	4.5	2.7	2.9	0.1	60	5	60	0.1	7	0.02	0.02	0
110	フライ後のイカ	20	0.1	3.6	0.6	0	0	0	42	2	50	0	3	0.01	0.01	0
110	フライ後の衣	51	0	0.9	3.9	2.7	2.9	0.1	18	3	10	0.1	5	0.01	0.01	0
111	青じその天ぷら	55	0	0.3	5.1	1.6	1.6	0.1	1	3	4	0	10	0	0.01	0
111	天ぷら後の青じそ	5	0	0	0.5	0.1	0	0.1	0	2	1	0	10	0	0	0
111	天ぷら後の衣	50	0	0.3	4.6	1.5	1.6	0	1	1	3	0	0	0	0.01	0
112	エビの天ぷら 衣普通	54	0.1	5.0	2.7	2.1	2.1	0.1	39	18	56	0.1	3	0.02	0.01	0
112	エビの天ぷら 衣厚い	71	0.1	5.2	3.9	3.1	3.2	0.1	40	19	59	0.1	3	0.02	0.02	0
113	ごぼうとにんじんのかき揚げ 衣薄い	64	0	0.6	5.0	3.8	3.0	0.5	5	5	9	0.1	38	0.01	0.01	0
113	ごぼうとにんじんのかき揚げ 衣普通	97	0	1.1	7.3	6.3	5.7	0.6	7	7	14	0.1	41	0.02	0.02	0
113	ごぼうとにんじんのかき揚げ 衣厚い	152	0	2.1	10.4	11.4	11.1	0.8	12	10	24	0.2	46	0.02	0.04	0
114	エビの天ぷら 普通の衣 さっくり	196	0.4	19.7	9.1	6.9	7.0	0.2	156	71	223	0.3	7	0.08	0.05	0
114	エビの天ぷら 普通の衣 粘りが出るまで	218	0.4	20.2	9.8	9.9	10.2	0.3	159	73	229	0.4	10	0.09	0.06	0
115	エビの天ぷら 濃い衣 さっくり	250	0.4	21.3	10.2	15.5	16.1	0.5	164	76	240	0.5	16	0.10	0.08	0
115	揚げ玉 さっくりと混ぜ合わせた	272	0	2.4	22.6	12.7	13.4	0.4	12	8	25	0.2	12	0.02	0.04	0
115	揚げ玉 粘りが出るまで混ぜ合わせた	473	0	2.4	44.4	12.7	13.4	0.4	12	8	25	0.2	12	0.02	0.04	0
116	エビフライ 衣普通	63	0.1	5.2	3.5	2.1	2.2	0.1	50	19	59	0.1	3	0.02	0.02	0
116	エビフライ 衣厚い	101	0.2	7.0	6.0	4.0	4.3	0.2	79	25	83	0.4	20	0.03	0.07	0
117·118	タラのフライ 衣普通(乾燥パン粉)	177	0.4	19.2	8.7	4.0	4.3	0.1	141	37	248	0.1	19	0.11	0.13	0
117	タラのフライ 衣厚い	306	0.6	24.5	16.0	13.6	14.6	0.8	247	55	314	1.1	58	0.15	0.24	0
118	タラのフライ 生パン粉	223	0.4	19.1	13.6	4.2	4.4	0.2	142	37	246	0.4	18	0.11	0.12	0
119	タラのフライ 生パン粉(手作り)	195	0.4	19.1	10.6	4.2	4.4	0.2	142	37	246	0.4	18	0.11	0.12	0
119	タラのフライ 角切り生パン粉(手作り)	303	0.5	19.4	21.0	6.9	7.2	0.3	181	38	249	0.4	16	0.11	0.12	0
120	豚カツ たっぷりの油で揚げる	399	0.3	22.1	29.0	8.7	9.2	0.5	104	12	210	0.6	18	0.71	0.19	1
120	豚カツ 少量の油で揚げる(いため揚げ)	382	0.3	22.1	27.2	8.7	9.2	0.4	104	12	210	0.6	18	0.71	0.19	1
121	鶏肉のから揚げ たっぷりの油で揚げる	604	0.6	66.4	24.8	18.8	20.7	0	248	22	689	2.5	160	0.40	0.60	12
121	鶏肉のから揚げ 少量の油で揚げる(いため揚げ)	626	0.6	66.4	27.2	18.8	20.7	0	248	22	689	2.5	160	0.40	0.60	12
122	生ザケのムニエル(粉が多い・フライパン)	262	1.2	20.3	10.5	20.3	19.2	1.9	444	24	238	0.9	18	0.22	0.22	40
122	生ザケのムニエル(粉をよく払う・フライパン)	225	1.2	19.9	8.5	16.5	15.2	1.7	444	23	235	0.9	18	0.22	0.21	40
123	カキフライ(衣厚い)	332	1.1	8.5	23.8	19.5	16.4	1.3	440	84	114	1.8	27	0.07	0.14	17
123	カキフライ(衣薄い)	198	1.0	7.2	12.8	12.8	9.2	0.9	408	82	103	1.7	27	0.06	0.14	17
123	しょうゆ 小さじ1	4	0.9	0.5	0	0.6	0.1	0	342	2	10	0.1	0	0	0.01	0
123	ウスターソース 小さじ1	7	0.5	0.1	0	1.6	0	0	198	3	1	0.1	0	0	0	0
123	トマトケチャップ 大さじ½	10	0.3	0.1	0	2.2	1.9	0.1	104	1	3	0.1	4	0.01	0	1
123	中濃ソース 大さじ½	12	0.5	0.1	0	2.8	0	0.1	207	5	1	0.1	0	0	0	0
123	豚カツソース 大さじ½	12	0.5	0.1	0	2.8	0	0.1	198	5	2	0.1	0	0	0	0
123	マヨネーズ 大さじ½	40	0.1	0.2	4.3	0.1	0	0	54	1	5	0.1	3	0	0.01	0
123	タルタルソース 大さじ½	37	0.2	0.7	—	0.6	—	—	—	—	—	—	—	—	—	—
124	天ぷらそば 衣厚い	539	3.1	26.6	14.9	67.8	64.7	4.9	1219	62	417	2.2	16	0.18	0.15	7
124	天ぷらそば 衣薄い	488	3.1	26.0	11.8	63.0	59.8	4.6	1219	59	412	2.2	14	0.17	0.15	5
124	エビ2尾の衣 厚い	220	0.4	14.8	13.0	9.2	9.6	0.4	128	26	198	0.2	12	0.04	0.06	0
124	エビ2尾の衣 薄い	170	0.4	14.2	9.8	4.6	4.8	0.2	128	24	192	0.2	12	0.02	0.04	0
124	そばの量を減らす 1玉200g	264	0	9.6	2.0	52.0	54.0	4.0	4	18	160	1.6	0	0.10	0.04	0
124	そばの量を減らす ¾袋150g	198	0	7.2	1.5	39.0	40.5	3.0	3	14	120	1.2	0	0.08	0.03	0

満足感のある料理にするコツ

ページ	料理名	エネルギー kcal	食塩相当量 g	たんぱく質 g	脂質 g	炭水化物 g	利用可能炭水化物(単糖当量) g	食物繊維総量 g	ナトリウム mg	カルシウム mg	リン mg	鉄 mg	ビタミンA(レチノール活性当量) μg	ビタミンB1 mg	ビタミンB2 mg	ビタミンC mg
126	牛肉 しゃぶしゃぶの中国風あえ物	151	1.4	15.7	7.0	5.6	2.8	1.2	551	15	168	1.6	33	0.09	0.19	11
126	牛肉 ブロシェット	190	0.7	14.9	12.0	4.6	2.9	0.9	270	12	148	1.1	13	0.08	0.16	16
127	牛肉 ビーフサラダ	203	1.0	14.8	14.2	2.7	0.9	0.6	391	19	150	1.1	23	0.08	0.17	9
127	牛肉 肉野菜いため	233	1.5	16.2	15.1	7.8	4.6	2.5	603	34	181	1.3	72	0.12	0.22	24
128	豚肉 豚肉と大根の煮物	126	2.2	15.2	2.3	10.8	6.9	2.4	884	54	194	1.2	7	0.83	0.20	10
128	豚肉 酢みそかけ	141	2.1	16.1	3.3	11.8	8.6	2.1	827	42	186	1.4	6	0.82	0.18	20
129	豚肉 ポトフ	173	2.1	16.9	2.9	20.6	16.3	4.1	810	40	226	1.4	236	0.94	0.27	75
129	豚肉 豚肉と野菜のせん切りいため	168	1.8	15.1	9.4	5.6	2.4	2.0	713	15	176	0.9	78	0.83	0.21	19
130	鶏肉 酒蒸し	94	0.8	17.2	1.4	2.9	1.2	1.3	308	11	170	0.3	78	0.10	0.11	7
130	鶏肉 ホイル焼き	95	0.8	17.8	1.6	2.9	0.8	1.8	309	13	194	0.5	20	0.13	0.15	28
131	鶏肉 黄身酢かけ	117	1.0	17.3	2.4	5.7	4.8	0.6	386	16	189	0.5	44	0.10	0.11	11
131	鶏肉 治部煮	141	1.5	19.3	1.6	10.5	5.5	2.6	578	29	219	0.8	233	0.15	0.18	41
132	魚介 中国風刺し身	112	1.0	13.8	3.6	5.8	2.7	1.7	386	38	174	0.5	166	0.10	0.26	15
132	魚介 タイのあら煮	139	1.5	13.9	3.5	11.6	4.7	2.3	610	28	173	0.6	5	0.08	0.06	2
133	魚介 エビのとうがらしいため	172	1.5	21.3	6.5	6.5	3.4	2.5	587	53	314	0.8	42	0.11	0.15	62
133	魚介 アジの野菜あんかけ	182	1.3	13.8	9.7	9.6	7.3	1.7	516	54	182	0.7	75	0.13	0.13	4
134	お浸し 白菜	14	0.6	1.0	0.1	3.0	1.0	1.0	235	36	33	0.3	6	0.03	0.03	15
134	お浸し 小松菜	14	0.6	1.5	0.2	2.3	0.3	1.5	242	137	43	2.3	208	0.07	0.11	31
135	お浸し もやし	15	0.6	1.9	0	2.6	1.1	1.1	229	13	29	0.4	0	0.03	0.06	9
135	お浸し ほうれん草	19	0.6	2.1	0.3	2.9	0.3	2.2	243	41	45	1.7	280	0.09	0.17	28
134	お浸し キャベツ	21	0.6	1.4	0.2	4.6	2.9	1.4	234	36	29	0.3	4	0.03	0.03	33
134	お浸し さやいんげん	21	0.6	1.8	0.1	4.5	1.8	1.9	231	40	40	0.6	39	0.05	0.10	6
135	お浸し 春菊	21	0.7	2.2	0.2	3.5	0.4	2.6	288	97	42	1.4	304	0.08	0.14	15
135	お浸し なす	21	0.6	1.2	0.1	4.5	2.1	1.8	230	16	31	0.3	6	0.04	0.05	3

FOOD&COOKING DATA
カロリーダウンのコツ早わかり

栄養価計算・料理製作 ● ヘルスプランニング・ムナカタ　宗像伸子（管理栄養士）
　　　　　　　　　　　　　　　　　　　　　　　　　山脇ふみ子（管理栄養士）

　　　　　　　撮影 ●（株）ミノワスタジオ
　　　　　　　　　 ● 堀口隆志
　　　ブックデザイン ● 横田洋子
　　　　　　イラスト ● 木本直子　横田洋子
　　　　　　　校正 ● くすのき舎

2018年3月20日　初版第1刷発行

女子栄養大学出版部編

発行者 ● 香川明夫
発行所 ● 女子栄養大学出版部
　　　　〒170-8481　東京都豊島区駒込3-24-3
電話　03-3918-5411（営業）
　　● 03-3918-5301（編集）
ホームページ ● http://www.eiyo21.com/
振替　00160-3-84647
印刷・製本所 ● 大日本印刷株式会社

乱丁本・落丁本はお取り替えいたします。
ISBN978-4-7895-0222-1

©Kagawa Education Institute of Nutrition 2018,Printed in Japan

本書の内容の無断転載、複写を禁じます。
また、本書を代行業者等の第三者に依頼して電子複製を行うことは一切認められておりません。
栄養データなどの転載（ソフトウエア等への利用を含む）は、事前に当出版部の許諾が必要です。

● 許諾についての連絡先
女子栄養大学出版部　電話 03-3918-5411（代）